史上最完整

高效健身

解剖書

你最想知道的「體重管理飲食法則」
與「肌肉成長運動戰略」

國際級健身&營養學教練
文碩氣（**FITVELY**）/ 著

- 以前減肥就只是跑跑步機跑到快累死，看了 FITVELY 的影片後，才知道要把重點放在肌力訓練。他會告訴你所有非知道不可的運動方法和生理學知識。李素＊

- 開始運動後，許多問題總是找不到人問，但是我在 FITVELY 頻道留言後，他給了我一個很痛快的答案，真的很感謝！　　　　　　　　　　　　　　　　希＊

- 男教練常常都不瞭解女性的身體和荷爾蒙的變化，但 FITVELY 以生理學的角度說明女性的運動方法，非常簡單易懂，每個人都可以跟著做。　　　白巧克力＊＊

- 這是我看過把「健身補給品」解釋得最清楚的頻道。這就是實力，他總是能夠化繁為簡，任何人都看得懂！　　　　　　　　　　　　　　　　　　　Amyu＊＊

- 我看過很多 YouTube 上的運動影片，FITVELY 是我第一個緊緊追隨的頻道，他讓我瞭解原來運動就是要這樣才有效果。這個頻道的優點是會仔細說明肌力訓練的分解動作。我好想請 FITVELY 當我的教練！　　　　　　　　　　　Jengli＊

- 我真心認為，FITVELY 是拍減重相關知識影片的人當中拍得最好的。
　　　　　　　　　　　　　　　　　　　　　　　　　　Laepeulhan＊＊

- 我看其他運動影片時搞不懂的部分，只要看 FITVELY 的影片就可以立刻理解。像我這種獨自看影片運動的人，有他在真的是太好了。　　　　　　　　新＊

- 像 FITVELY 這樣仔細說明新陳代謝和營養，又能讓人一看就懂的 YouTuber 應該沒幾個。難怪這頻道會大紅！　　　　　　　　　　　　　　　　　　Lai＊

- 每個 YouTube 頻道教的基本運動動作都不太一樣，所以我常常搞不清楚到底要聽誰的。真的很開心可以在 FITVELY 頻道上學到正規的動作！
　　　　　　　　　　　　　　　　　　　　　　　　　　　　　　金惠＊

- 我已經自己傻傻地練伏地挺身練了兩年，後來才知道我的姿勢都是錯的，FITVELY頻道真的教得很簡單、很仔細。他應該要早一點開YouTube的！

  Wuma**

- YouTube上大部分的健身影片都是針對男性，所以女生看的時候總是會有很多疑問，但是在FITVELY的頻道裡有許多專為女性設計的運動菜單，把我之前的鬱悶一掃而空。

  大*

- 我覺得這樣才算是真的很會教人運動的健身教練。很多人很會運動卻不太會教，可是FITVELY不只身材好，也真的很會教。

  Ung*

- 聽FITVELY說明的時候，就知道他很瞭解人體結構。

  張景*

- 我不知道該怎麼安排運動計畫，所以去健身房只是去摸摸器材。但FITVELY的頻道裡仔細說明如何為自己打造訓練菜單和調整姿勢，超感動的。明天開始我就要努力運動！

  KimBugak**

- FITVELY頻道內容優質、姿勢正確，連聲音都很迷人，我都有專心聽，也正在照他教學的內容開始健身。我自己也是個教練，他真的給我很大的幫助。

  Claire S**

- 看FITVELY頻道比我花錢請教練一對一教學還有用，他教得超簡單的！　　Wis**

- 我都會在健身房邊放FITVELY的影片邊運動。女性運動影片真的幫助我非常多！不只重量、組數，連休息時間都說得很仔細，謝謝你！

  La**

- 原本我打開YouTube是要看吃播，沒想到我竟然在這裡學到減肥方法。

  Fivesou**

身上的肌肉永遠不會背叛你，
為自己好好運動一次！

Hey what's up guys! 大家好，我是FITVELY文碩氣。這次不是透過YouTube影片，而是用這本書跟大家見面。我非常喜歡研究運動生理學、運動營養學、運動力學這些乍看之下很困難的知識，目前也仍然不斷地精進學習中。從前我只是一個喜歡健身的普通人，現在卻變成了「運動專家」；之前我對營養學知識一知半解，現在卻變成了「運動營養教練」。

其實在成年之前，我從來不是個讀書的料。學生時期，我的成績在班上是吊車尾，英文成績非常差，後來我才知道，我只是不適應填鴨式教育罷了。我用我的方式念書、在我感興趣的領域努力學習，考取了各種國際教練證照，也去過四十個國家旅遊，現在是一位國際教練。當然，我沒有服用任何非法藥物，單純憑自學雕塑身材。

因為熱愛健身、想瞭解與鍛鍊身體的相關理論而持續學習，有一天就開始在YouTube上以「FITVELY」的身分，與大家分享減重與肌肉運動的方法。現在我與多位女性生理學、運動研究專家一起創設女性運動專家協會「WTPA」，以專業理論為基礎，栽培各運動領域的專業講師。

各位一定多多少少都嘗試過運動，如果你曾經疑惑「為什麼我運動再多都瘦不下來？」、「我為什麼都不會長肌肉？」很可能是因為你使用的

運動方法錯誤、零碎，甚至不適合你。每個人的四肢長度不同，基因也不同，世界上沒有兩個一模一樣的人，所以運動不是單純模仿別人的課表就有效。如果自己能夠知道在運動時身體會出現什麼反應、肌肉是以什麼原理運作，也稍微去理解運動生理學、營養學、運動力學等知識，每一個人都能設計出符合自己的運動方法與菜單。

　　這本書會著重在健身和減重時必須瞭解的運動生理學、運動營養學理論。我把經營健身房「Hip-up工廠」以及YouTube頻道「FITVELY」時最常被問到的問題集結起來，完成了這本書。希望能讓那些一直不敢踏入健身房或零運動基礎的人，都能輕鬆看懂這本書。

　　出書之前適逢疫情，我經歷了很多辛苦的事情。健身房因為新冠肺炎而暫停營業，「Hip-up工廠」創始店甚至倒閉了。感謝FITVELY的會員在這段時間陪伴我們，讓危機變成轉機。再次感謝百萬訂閱者的認同，並一直支持著FITVELY頻道。

FITVELY 文碩氣

2021年5月，於適合運動的夏天

CONTENTS

PART 1

健身與減重時最想知道的

科學化飲食法則

PART 2

健身與減重時最想知道的

科學化增肌戰略

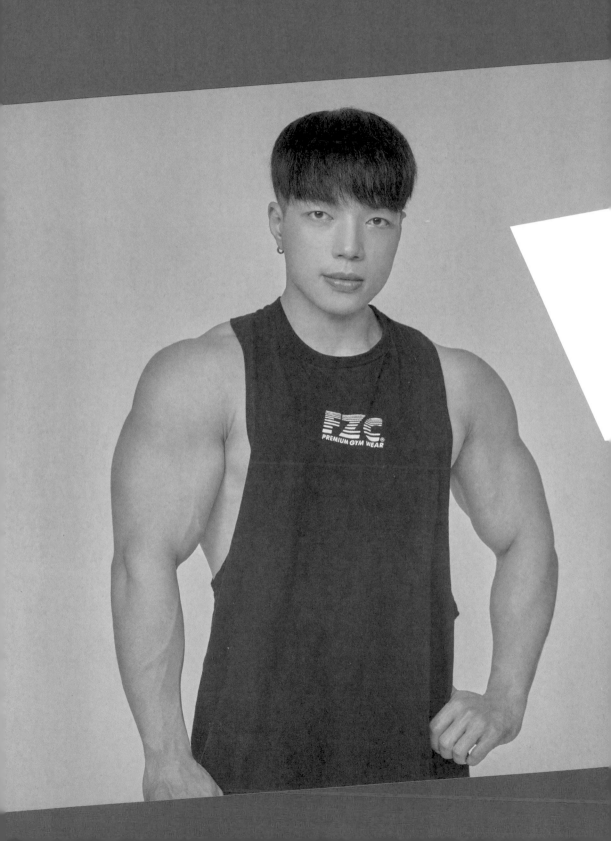

1

健身與減重時最想知道的
科學化飲食法則

——鍛鍊前這樣吃，吸收好、瘦最快！
最強大、最實用的「營養懶人包」

明明都吃一樣多，為什麼只有我變胖？

如果想長肌肉，就要多攝取蛋白質嗎？

要在運動前吃東西，還是運動後吃東西呢？

如果能夠理解營養與能量（卡路里）消耗之間的關係，

控制體重的效果就會變得事半功倍。

在這個章節，我會詳細解釋我擔任個人教練十多年來，

被問過最多關於「營養攝取」與「體重控制」的問題。

想正確減脂，必須先了解 身體如何取得能量

> 就像車子沒有燃料就無法發動一樣，缺少 ATP 的細胞，就無法讓肌肉產生動作。ATP 就等於是肌肉的燃料，可以從我們吃的飲食，也就是碳水化合物、脂肪以及蛋白質中獲取 ATP。

　　有時候雖然才剛吃過飯，但只要努力運動一陣子就又會感到飢餓，這是因為能量被消耗掉了。我們的身體不只是在運動時，連在工作或是睡覺時也不斷地在消耗能量。為了維持生命，包含心臟跳動、呼吸、血液循環在內等機能都需要基本的能量。如果沒有能量，我們就無法活動，更無法生存。在努力運動、鍛鍊肌肉時也需要消耗能量。那麼，我們究竟要如何獲得能量呢？

　　我們的身體會攝取食物來獲得能量，食物當中含有我們熟知的三大營養素——碳水化合物、脂肪與蛋白質，這些營養素都是主要的能量來源。

人體攝取的營養素會透過血液供給到全身的細胞，再透過細胞呼吸、經過分解並合成營養，這個過程會產生生命活動所需的物質與能量。人體內發生的這種化學反應稱為「物質代謝」或「能量代謝」，一旦身體停止代謝物質，即表示生命的終止。

➤➤ 身體的終極能量來源——ATP

透過這個代謝的過程，我們的身體最終是要得到什麼呢？就是第一階段的能量供給來源——ATP（Adenosine Triphosphate，三磷酸腺苷）。透過能量代謝，我們的身體會燃燒碳水化合物、脂肪和蛋白質，製造出ATP之後儲存起來，再把ATP當成能量，使用在維持體溫、肌力運動與肌肉生長。如下頁的【圖001】所示，透過能量代謝的過程，碳水化合物會分解為葡萄糖，脂肪會分解為脂肪酸，蛋白質會分解為胺基酸，這時分解的物質會使用在身體需要的地方，一部分的物質最終則會形成ATP。

把ATP想像成汽車燃料，就可以比較容易理解。就像車子沒有燃料就無法發動一樣，缺少ATP的細胞，就無法讓肌肉產生動作。也就是說，要儲存足夠的ATP才能讓肌肉正常運作。很可惜的是，只有非常少量的ATP能儲存在細胞內，因此身體必須不斷地製造ATP，提供細胞代謝需要的所有能量，其中也包含肌肉收縮。

幸好，我們體內有個程序能夠有效生成ATP，可以從碳水化合物、脂肪、蛋白質等營養素中選擇最輕鬆、快速生成能量的營養開始燃燒，然後生成ATP。在這裡要釐清一件事，身體並不會在一個營養素完全燃燒後再燃燒其他的營養素，而是在不同的狀況優先燃燒不同的營養素。因為碳水

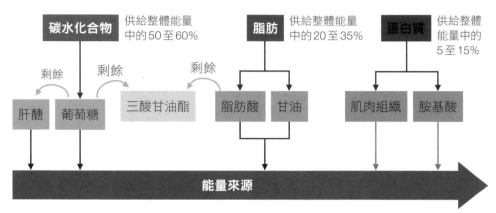

圖001 三大營養素分解成為能量的過程

碳水化合物、脂肪、蛋白質都是能量來源，但作為能量使用的時間和比例稍微不一樣。身體休息或活動時所需要的能量，主要是從碳水化合物和脂肪中獲得。從比例上來看，蛋白質供給的能量少於碳水化合物和脂肪所供給的能量。

化合物、脂肪和蛋白質這三個營養素的能量代謝過程各異，所以製造能量的時間也會不一樣。

此外，碳水化合物、脂肪和蛋白質在我們體內扮演的角色也略有不同。**身體休息或活動時所需要的能量，主要是從碳水化合物和脂肪中獲得。從比例上來看，蛋白質供給的能量少於碳水化合物和脂肪所供給的能量。相較於作為能量使用，蛋白質更常被使用為構成人體的材料。**接下來，我們會更進一步說明這三者如何被人體所利用。

▶▶ 碳水化合物、脂肪、蛋白質如何成為能量

碳水化合物是三大營養素中最快製造 ATP 的營養素。由於大腦最需要的能量來源是葡萄糖，因此腦部只會使用碳水化合物當作能量來源；除此之外，碳水化合物也會最先用來進行高強度的肌肉運動。**透過食物攝取的碳水化合物，經過能量代謝的過程，會轉化為「肝醣」這種物質，然後運送到肝臟與肌肉，最終以 ATP 的形式儲存起來，作為能量使用。**不過，能儲存在肝臟與肌肉的肝醣存量有限。如果需要的能量變多，儲存的肝醣被使用（燃燒）為能量後，就會立刻耗盡，所以要為了持續補充肝醣而攝取適量的碳水化合物。

脂肪會在長時間持續低強度的運動時被使用為能量。透過飲食攝取的脂肪會分解為甘油和游離脂肪酸，而被分解的游離脂肪酸會被用來生成 ATP。如果我們所謂的「肥肉」——三酸甘油酯——能最先被使用為能量該有多好呢？不過，很可惜的是，三酸甘油酯被當作能量使用（燃燒）的過程比碳水化合物更複雜、時間也更漫長，所以在進行及時需要能量的高強度肌力運動時，會最先燃燒碳水化合物，脂肪則被排到後面。

蛋白質雖然也能像碳水化合物和脂肪那樣作為能量使用，但不是優先被使用的營養素，因為蛋白質的燃燒過程比碳水化合物和脂肪更複雜。蛋白質要分解成胺基酸的型態才能被當作能量使用，頂多只能供給身體整體所需能量的 5～10%。而且，當身體會使用蛋白質作為能量時，大部分已經處於嚴重缺乏能量的飢餓狀態。把蛋白質當作能量使用的情況很罕見，但在形成肌肉的主要成分上，蛋白質卻扮演很重要的角色。

你的目的是控制體重還是長肌肉？
運動方法大不同！

> 我們身體會隨著運動的時間增加而依序燃燒 ATP →
> 碳水化合物→脂肪來獲得能量。如果理解這個使用
> 能量的順序，就能配合運動目的而有效使用能量。

　　我們的身體會隨著運動的持續時間和強度不同，而使用不同比例的 ATP、碳水化合物和脂肪作為能量，這個能量系統總共可分為四個階段。看【圖002】就能立刻理解其中的重點，我們剛開始運動時，會先使用第一個能量供給來源ATP，之後逐漸使用碳水化合物，待氧氣供給變得順利後，從第90秒（1分30秒）開始，就會同時使用碳水化合物和脂肪。

　　四個階段的能量系統大致上可分為「無氧能量系統」與「有氧能量系統」，只要想成大家比較常聽到的「無氧運動」和「有氧運動」就能容易理解。所謂的「無氧能量系統」，意思是在不使用氧氣的狀況下製造能

圖002 運動持續時間與強度的能量使用來源

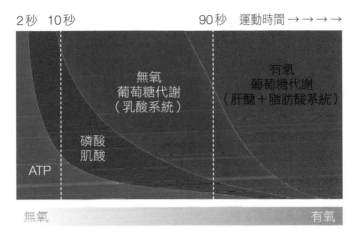

剛開始運動時，會先使用第一個能量供給來源ATP，之後逐漸使用碳水化合物，待氧氣供給變得順利後，從第90秒開始會同時使用碳水化合物和脂肪。

量，例如短時間使用爆發力的百米賽跑、擲鉛球、舉重等等，這些運動都屬於無氧能量系統。

另一方面，「有氧能量系統」則是使用氧氣製造能量。代表性的運動包括慢跑、馬拉松、騎自行車等等，這些運動都是透過有氧能量系統來供給能量。接下來，我們會逐項詳細解析各階段的能量系統。

▶ 第一階段　ATP-PC系統（無氧代謝）

第一階段的無氧能量系統，會在10秒內突然使出爆發力的運動時啟動，例如舉重、擲鉛球或100公尺短跑，以及低次數（1～3下）大重量的健力運動都屬於此階段。前面提到，身體在消化並吸收食物中的養分後會

生成ATP。ATP通常會儲存在肌肉細胞中，開始活動時會最先使用肌肉裡的能量，在無氧的情況下會轉化為儲存在體內的「即時能量」，讓肌肉發揮最大的效能。

不過，能夠儲存在肌肉裡的ATP數量極少，所以在開始活動後的2～3秒內就會耗盡，等於只要舉兩次槓鈴，體內的ATP就會全部用完。但是，ATP-PC的系統啟動後不會就此結束，肌肉細胞內還有磷酸肌酸（PC）這種高能量的磷酸化合物。磷酸肌酸合成ATP後能供給10～15秒的能量（最短10秒，最長可至90秒），之後就要由我們身上其他能量生成ATP。接下來，身體會為了能持續運動而啟動第二階段的系統。

▶▶ 第二階段　乳酸系統（無氧代謝）

第二階段的無氧能量系統，會在運動10～90秒（1分30秒）後啟動，大部分的重訓都屬於此階段。例如，蹲舉6次到20次時，會啟動第二階段的能量系統。進入第二階段之後，儲存在肌肉細胞內的肝醣會分解為葡萄糖，生成ATP。燃燒葡萄糖分解的過程需要氧氣，但在短時間用力的無氧代謝中氧氣不足，因此在這個過程會生成乳酸（即無氧葡萄糖代謝），所以第二階段被稱為「乳酸系統」。乳酸系統可視為從不需要氧氣的無氧代謝轉換至使用氧氣的有氧代謝的過渡期。短時間在無氧狀態下進行高強度運動時，雖然會較快速生成能量，卻會產生引發疲勞的物質「乳酸」，因此這個階段的缺點，就是在持續生成ATP方面會遇到界限。

進行高強度運動90～120秒（2分鐘）時會啟動乳酸代謝。透過第17頁的【圖002】可知，運動開始約120秒後，ATP會幾乎耗盡，從這時起，

就會開始啟動完全燃燒葡萄糖的第三階段。

▶ 第三階段　肝醣系統（無氧＋有氧代謝）

就算乳酸系統無法再繼續產出ATP，我們還是可以繼續跑步，只是速度會變慢而已。跑步速度急遽下降的時間點，就是我們身體開始啟動有氧系統的時候。第三階段的肝醣系統會在運動持續3分鐘後啟動，也就是跑步800公尺、游泳200～300公尺時的距離。

▶ 第四階段　肝醣＋脂肪酸系統（有氧代謝）

第四階段會同時使用碳水化合物和脂肪來製造能量。這時不會生成像乳酸那樣的疲勞物質，而且能製造出幾乎可以無限使用的能量，所以像跑馬拉松這類長時間的運動，這個系統的運作最為活躍。但相較於ATP-PC系統或是乳酸系統，第四階段能量產生的速度偏慢，這也是為什麼跑步時從100公尺跑到800公尺，甚至是1500公尺等長距離後，速度會隨著距離拉長而變慢。

如果理解以上能量系統的運作方式，就知道為什麼許多人說「有氧運動有助於減重」了。這是因為有氧能量系統會燃燒碳水化合物當作能量使用，但儲存在體內的碳水化合物的數量有限，因此經過一定時間後，就會開始燃燒脂肪作為能量，所以說有氧運動有助於減肥。正因如此，在騎腳踏車或跑跑步機時，身體不會從一開始就將脂肪作為能量使用。至少要過3分鐘才會開始燃燒脂肪，所以運動持續的時間很重要。

如何配合運動目的
設定運動時間與強度？

如果你的目的是減重，就要先做重訓再做有氧運動，
這樣才能有效燃燒脂肪；如果你的目的是長肌肉，
就要先暖身，設定適當的組數和重量，確實訓練才
能看到運動成效。

以「減重」為目的的運動菜單，跟以「練肌肉」為目的的運動菜單非
常不一樣。該如何配合運動目標規劃菜單呢？

如果是以「減重」為目的，一開始要透過無氧運動，也就是重訓來消
耗碳水化合物，然後再進行有氧運動，這樣才能有效減脂。所以我建議
先做重訓30分鐘，再做30分鐘以上的有氧運動。如果一開始就先跑跑步
機，無法達到減脂的作用，因為身體會先消耗儲存的碳水化合物，之後才
會消耗脂肪，所以先跑跑步機會降低減脂效率。

如果是以「練肌肉」為目的，就要先暖身，設定適當的組數和重量，這樣肌肉才能有效收縮（肌肉受到刺激後會收縮，在反覆收縮和延伸的過程中會強化肌肉）。建議先進行暖身，然後在正式運動時，用可以連續做12下的重量做完第1組，再用可以連續做10下的重量做完3組（共4組）。注意，所謂的暖身動作並不是伸展，伸展反而會讓肌肉放鬆、阻礙肌肉收縮，暖身動作是指進行正式運動前徒手做15～20下。

正式運動時，一組最好不要超過20～30下，請務必設定適當的次數，訓練才會有效果。除此之外，如果同樣的菜單持續超過6個月，身體就會習慣，無法讓肌肉充分成長。請定期更換新的運動和菜單來刺激肌肉，動作順序、次數和組數都要調整，以免身體適應。

▶▶ 為什麼運動30分鐘後才會開始燃燒體脂肪？

碳水化合物和脂肪的燃燒比例會隨著運動時間而不同。開始運動的30分鐘內，八成以上都是使用碳水化合物，當運動的時間拉長，使用碳水化合物的比例才會降低。因此，我們常會聽到這樣的說法：開始運動30分鐘後，才會開始燃燒脂肪。相對的，運動的時間持續越久，燃燒脂肪的比例就會越高。**簡單地說，我們最想要消滅的體脂肪，要等到運動30分鐘後才會正式作為能量使用。**就如前面所說明的，這是因為能量代謝的過程很漫長的緣故。如果要以容易理解的方式比較碳水化合物跟脂肪，那就是碳水化合物的代謝過程比脂肪更簡單，所以碳水化合物會先轉化為能量。

體脂肪會儲存在體內的脂肪細胞和肌肉裡，之後再經過分解過程來製造能量。儲存在脂肪細胞裡的體脂肪會分解成游離脂肪酸，儲存在肌肉裡

的體脂肪則會分解為三酸甘油酯，之後運動時，游離脂肪酸會移動到肌肉作為能量來源。也就是說，體脂肪需要經過以上這些相當複雜的程序，所以脂肪轉化為能量使用的時間，會比碳水化合物更為漫長。舉例來說，當你慢跑或快走時，一開始的能量來源大多是來自碳水化合物，但過了30分鐘後，使用脂肪的比例就會增加。**因此，如果運動目的是想要減脂，就要跑30分鐘以上。**

有氧運動 VS 無氧運動，
哪一個比較有減重效果？

> 減重時最好能一併進行有氧運動與無氧運動。請先
> 做肌力運動，快速燃燒肝醣，等肝醣量減少後，再
> 去做室內腳踏車之類的有氧運動。

　　1小時的有氧運動跟1小時的下半身肌力運動（無氧運動），哪種運動能消耗更多能量呢？像腳踏車和跑步等有氧運動，如果持續做1個小時，就是整整1小時都在消耗能量；如果是做蹲舉之類的肌力運動，採取做完一組後稍作休息再做下一組的方式，那麼跟有氧運動相比，運動時間較短，消耗的能量也較少。

　　有氧運動和無氧運動使用的能量來源也不一樣。有氧運動主要是啟動有氧代謝來產出能量，會因為大量呼吸而有充沛的氧氣供給，所以脂肪燃燒率會因氧化作用而增加；相對地，肌力運動則是用力時瞬間憋氣啟動無

氧代謝來產出能量。由於是在憋氣時用力，因此相較於使用脂肪代謝，身體會更仰賴碳水化合物代謝。以上的原理，雖然會隨著運動強度不同而有所不同，但如果運動的目的單純只是為了消耗許多能量，有氧運動會比無氧運動更有效。

但是，我們的身體不會單純地在做有氧運動時只啟動有氧代謝，或是在做肌力運動時只啟動無氧代謝。無論哪一種運動，有氧代謝和無氧代謝都會同時啟動。雖然不是每個人都一樣，但只要觀察有氧代謝跟無氧代謝的比例變化，就會發現很大的差異。

表格001 有氧代謝和無氧代謝在不同運動時間的比例變化

運動時間	有氧代謝：無氧代謝（百分比）
～10秒	15:85
～1分鐘	30:70
～2分鐘	50:50
～4分鐘	70:30
～10分鐘	85:15
～30分鐘	95:5
～1小時	98:2

我們的身體不會只進行一種代謝。無論何種運動，有氧代謝和無氧代謝都會同時啟動。

如左頁的【表格001】所示，如果是運動時間1分鐘左右的蹲舉，70%都是使用無氧代謝，但如果是連續1小時都不休息的慢跑，98%都會是使用有氧代謝。不過，如果在跑步機上反覆進行快跑和慢走，無氧代謝的比例就會比有氧代謝更高。

綜合以上所述，**最有效率的減重方法是先做肌力運動，透過無氧代謝快速燃燒體內儲存的肝醣，等肝醣數量降低後，再去踩室內腳踏車或慢跑等有氧運動。**如果不只是單純地做有氧運動或無氧運動，而是像我建議的方式一樣，先做肌力運動、再做有氧運動，這樣鍛鍊肌肉時就不會讓肌肉流失，還能有效減脂。

能快速燃燒脂肪的
有氧運動是什麼？

最有效燃燒脂肪的方法，是先透過重訓耗盡碳水化合物，再做有氧運動，達到最高心跳數的 60 ～ 70%。要運動到有點喘，但還可以講話的程度。

在健身房做有氧運動時，主要是室內腳踏車和跑步機。那麼該怎麼設定強度呢？一般來說，調整到自己覺得適當的程度即可，或是純粹以「速度 5，運動 30 分鐘以上」為目標。這樣的目標設定當然對減重有幫助，不過有個方法能更聰明地燃燒脂肪。

前面提到，運動時，我們的身體會最先使用碳水化合物作為能量使用（請見第 15 頁【碳水化合物、脂肪、蛋白質如何成為能量】），尤其是在進行高強度運動時，燃燒最多的就是碳水化合物。所以如果在進行有氧運動之前，先透過高強度重訓耗盡碳水化合物，就能更快速、更輕鬆地減脂，

因為如果用重訓耗盡碳水化合物，我們的身體就會為了節省碳水化合物而提升脂肪代謝。而且做重訓之後會累積乳酸，也會累積疲勞感，但如果在做完重訓後做有氧運動，除了能快速減脂，還能將乳酸作為能量來源消耗掉，減緩肌肉疼痛。在介紹肌力運動之前，以下我們先來瞭解不同強度的有氧運動，會產生什麼不同的效果。

▶▶ 如何設定適合自己的有氧運動強度

　　設定有氧運動強度時，要瞭解自己的最高心跳數。每個人的最高心跳數都不同，但最常使用的最高心跳數公式為「220－年紀」。也就是一個30歲的成人，最高心跳數大約是190。假設你的最高心跳數是190，50%的運動強度就是指「每分鐘最高心跳數都維持在95下」。請看以下【表格002】中的數據，心跳數區間可分為H1～H5，以及以最高心跳數為基準的

表格002 以最高心跳數為基準的各級有氧運動強度特徵

	以最高心跳數為基準的強度	特徵
H1	50～60%	輕鬆的運動
H2	60～70%	消耗脂肪的最適心跳
H3	70～80%	心肺功能提升
H4	80～90%	血液供給量增加
H5	90%以上	最大氧氣攝取量

最有效燃燒脂肪的有氧運動強度是「H2」這個區間。這個區間的運動強度特徵是稍微有點喘，但還可以講話的程度。

各區間運動強度有哪些特徵。現在大部分的運動器材都具備測量心跳數的功能，只要握著室內腳踏車或跑步機的金屬感應把手，就能測量心跳數。

第一個區間「H1」，是指運動強度在最高心跳數50～60%的輕鬆運動。這個區間的特徵是能在運動時維持穩定的呼吸，所以脂肪的燃燒量也非常少。

要特別留意第二個區間「H2」，是指運動強度在最高心跳數60～70%的運動，特徵是雖然會有點喘，但還能講話的程度。**如果進行使用碳水化合物當作主要能量的肌力訓練（重訓）後再做有氧運動（跑步、騎腳踏車等），達到最高心跳數的60～70%，就會開始燃燒脂肪，所以此區間的運動強度能最有效消耗體脂肪。**

第三個區間「H3」，是指運動強度在最高心跳數70～80%的運動，這個程度很難在運動中說話。如果運動到這種強度，就能提升心肺功能和體力，也能讓心情變好。

第四個區間「H4」，是指運動強度在最高心跳數80～90%的運動，心跳會快到難以呼吸。雖然形成肌肉的肌肉纖維束和血液供給量能夠有效增加，但如果是一般人，很可能會變成過度訓練。

最後的區間「H5」，是指超過最高心跳數90%以上的高強度運動，這可說是全力衝刺的選手或是資深運動員的訓練領域。這時運動會非常痛苦、心臟會跳得非常快，這種狀況對於患有高血壓等慢性病的患者來說是非常危險的。雖然有助於肌肉發達，但有很高的機率會變成過度訓練。

碳水化合物
真的是會讓人變胖的食物嗎？

碳水化合物不全都是會讓人變胖的食物。人體在吸收碳水化合物中的「複合碳水化合物」時，會比吸收「簡單碳水化合物」更緩慢，也能維持血壓的穩定，反而不容易變胖。

如果詢問大家為什麼運動，一定會聽到的答案就是「減重」。到底為什麼我們會變胖？為什麼一旦變胖就很難瘦下來？原因很簡單，最具代表性的變胖原因，就是體內儲存了過多的卡路里（能量），如果一天攝取的卡路里多於消耗的卡路里，過多的卡路里就會以脂肪的形式儲存在體內。因此，若不先瞭解這個原理，減重必定會失敗。

近年來盛行「減醣瘦身」，現在一提到減重，許多人都會從少吃碳水化合物開始做起。這的確是一個好方法，不過，「碳水化合物＝會讓人變胖的食物」，其實是一個天大的誤會。碳水化合物之所以會讓人變胖，是

因為過度攝取時會轉化成脂肪。

有些人減重時完全戒掉碳水化合物，光是吃很多蛋白質，但究竟這方法好不好呢？如果增加蛋白質的攝取量，就會造成肝臟的負擔，還會在代謝蛋白質的過程中生成許多副產物——氮。氮會讓血液酸化，引起痛風等健康問題。因此，攝取過多蛋白質絕對不是一個好方法。

碳水化合物是人體賴以生存的物質，在我們體內扮演著重要的角色。DNA和RNA是構成細胞的成分，而碳水化合物則是形成DNA和RNA骨架的主要成分。葡萄糖是供給所有細胞活動的主要能量供給來源，是一定要攝取的必須營養素。

更重要的是，人體要有碳水化合物才能燃燒脂肪。看看那些非洲小孩，他們的肚子都圓鼓鼓的，但手腳都很細。這表示他們身上有脂肪，卻沒有攝取能燃燒脂肪的碳水化合物，以致於脂肪都儲存在肚子裡。這麼說來，我們該如何選擇優質碳水化合物？只要瞭解碳水化合物的種類，就能明白該攝取哪一種碳水化合物。

▶ 會讓人變胖的碳水化合物：簡單碳水化合物

碳水化合物可分為簡單碳水化合物（單醣、雙醣）與複合碳水化合物（多醣與膳食纖維），型態非常多樣。通常會讓人容易變胖的碳水化合物就是指簡單碳水化合物。接下來，我們先來瞭解什麼是簡單碳水化合物，也就是單醣與雙醣。

表格003 簡單碳水化合物VS複合碳水化合物

容易變胖的碳水化合物	好的碳水化合物
讓血糖急遽上升，然後快速飢餓 容易對碳水化合物的味道上癮	讓血糖慢慢上升，形成運動能量來源 阻擋肌肉流失
簡單碳水化合物	**複合碳水化合物**

單醣	雙醣	多醣
葡萄糖、果糖	蔗糖（砂糖與蜂蜜）、麥芽糖、乳糖（牛奶）	澱粉、膳食纖維、肝醣

消化吸收速度快	消化吸收速度慢
血糖快速上升	血糖緩慢上升
胰島素過度分泌	胰島素正常分泌
累積在體內後儲存為脂肪	會排出，不會累積在體內

最具代表性的優質碳水化合物（複合碳水化合物）是糙米飯和全麥麵包。如果飲食菜單中包括「複合碳水化合物」型態的食品，不只有利於減重，也能夠幫助增加肌肉。

　　單醣是碳水化合物中最基本的單位，不需要分解、能立刻被吸收，因此會讓血糖急速上升。一般人認為水果吃多了也不會胖，但事實上，水果中的碳水化合物就是單醣。水果含有的單醣——果糖只能儲存在肝臟，所以更容易以脂肪的形式累積，如果飯後習慣把水果當點心吃的話，這樣的習慣對減重非常不好。但是，也不能因此就認為單醣只有壞處，在像早上空腹狀態下需要快速供給能量並提升血糖時，單醣就是非常有用的存在。

雙醣是指兩種單醣結合的型態，如蔗糖（葡萄糖＋果糖）、麥芽糖（葡萄糖＋葡萄糖）、乳糖（葡萄糖＋半乳糖）等。砂糖和蜂蜜都屬於蔗糖。飯咀嚼久了會有甜味，正是因為米飯中的複合碳水化合物——澱粉被唾液中的澱粉酶分解為麥芽糖的緣故。乳糖的代表則是牛奶。很有趣的一點是，人類的舌頭只能在醣類被分解為單醣或雙醣時，才會嘗到甜味。

➤ 好的碳水化合物：複合碳水化合物

簡單碳水化合物可以說是「會讓人變胖的碳水化合物」，但複合碳水化合物卻是好的碳水化合物。就算你吃下跟簡單碳水化合物一樣的量，發胖的機率也相對較低。在多醣和膳食纖維裡都含有複合碳水化合物。

多醣正如其名，是許多醣類如鏈子般連結在一起的化合物。多醣第一階段會被唾液中的澱粉酶分解，第二階段會在十二指腸被胰臟的澱粉酶分解，多虧了這些複雜的分解過程，身體才能夠慢慢吸收，不會讓血糖急速上升。

至於膳食纖維，由於我們身體並沒有能夠分解膳食纖維的酵素，所以無法製造出能量。此外，**膳食纖維需要5個小時以上才能移動到小腸，所以能讓飽足感維持很久，延緩身體吸收碳水化合物的速度，而且膳食纖維有助於排出膽固醇，也能消滅在小腸和大腸裡的壞菌。**像大象這種草食性動物跟人類不一樣，牠們體內有可以分解膳食纖維的酵素，所以能將膳食纖維作為能量使用。大象之所以只吃草也能維持龐大的體型，就是因為能夠將膳食纖維作為能量使用。

以結論來說，不能斷言碳水化合物是「會讓人變胖的食物」。**碳水化合物中的複合碳水化合物會讓身體慢慢吸收、血糖緩慢地上升，所以不容易讓人變胖**。但是，不論是簡單碳水化合物還是複合碳水化合物，能儲存在肝臟和肌肉的量都是有限的，如果攝取過多，就會囤積成脂肪而變胖。

為什麼減重時
要吃碳水化合物？

碳水化合物扮演燃燒脂肪的重要角色。所以要攝取
適當的碳水化合物，特別是複合碳水化合物，這樣
才能有效燃燒脂肪並防止肌肉流失。

　　碳水化合物在我們體內發揮許多重要的功能，是人體不可或缺的必須營養素。想要燃燒脂肪來獲取能量，就一定需要碳水化合物，因此千萬不可以因為減重而完全戒除碳水化合物。我會用「燃燒木柴」來比喻分解脂肪的過程──碳水化合物就像是木柴，點火的行為就是運動，如果沒有木柴，就算想點火，火也點不著。因此，當你在沒有碳水化合物的情況下運動，我們的身體就會改用蛋白質點火。當然，脂肪也可以被當作木柴使用，但前面有提到，若想用脂肪燃燒來獲取能量，就要經過比蛋白質更複雜的過程，也就是要持續運動20～30分鐘以上，所以在這段期間，身體

會先使用蛋白質作為木柴（請見第15頁【碳水化合物、脂肪、蛋白質如何成為能量】）。那麼，這時會發生什麼事呢？

若是以蛋白質代替碳水化合物當成木柴使用，就會出現分解蛋白質來製造糖的「糖質新生」作用，這個過程將會發生我們最害怕的事情，那就是「肌肉流失」，肌肉流失的意思就是基礎代謝率下降。所以不論你的運動目的是減肥還是長肌肉，重點都是要攝取適當的碳水化合物，尤其是複合碳水化合物，以免發生糖質新生和肌肉流失。

⏩ 如何吃對碳水化合物不發胖

從過往的經驗中，你應該已經發現，吃進大量碳水化合物會比吃進大量脂肪更容易變胖，這個現象跟胰島素有關。攝取碳水化合物後，血糖（血液中的糖分）會上升，這時身體會分泌胰島素來調整血糖（攝取蛋白質和脂肪時分泌的胰島素相對較少）。

就像前面說的，碳水化合物可分為簡單碳水化合物和複合碳水化合物，複合碳水化合物會在體內慢慢地消化和吸收，所以血糖能維持穩定，也會分泌一定的胰島素；簡單碳水化合物則會快速地消化和吸收，導致血糖急遽上升，胰島素也會為了調整血糖而過度分泌。一旦胰島素過度分泌，就會增加脂肪的生成，這是因為胰島素會讓血液內的糖分移動到細胞，再以肝醣的型態儲存在肝臟，藉此來調整血糖值，這時儲存在肝臟的肝醣就可能會形成三酸甘油酯，也就是讓人變胖。

假設現在有兩組人馬，分別吃進相同分量的複合碳水化合物和簡單碳

水化合物,那麼吃進簡單碳水化合物那一組人會變得更胖。因此,想要「不變胖」且「長肌肉」,核心觀念就是維持血糖的穩定。

想要攝取不變胖的碳水化合物,請選擇升糖指數低的食品。升糖指數(GI)能呈現出吃下食物後血糖上升的速度,數字越低,表示血糖上升的速度越慢。即使兩種食物的含糖量一模一樣,選擇升糖指數比較低的食物,消化並吸收糖的速度也會較慢。請參考下方的【表格004】,多選擇升糖指數較低(55以下)的食品。

表格004 各食品的升糖指數

低GI食品(55以下)	中GI食品(55～69)	高GI食品(70以上)
牛奶(25)	燕麥、地瓜(55)	玉米(75)
高麗菜、番茄、香菇(26～30)	糙米飯(56)	年糕、烤馬鈴薯(85)
雞胸肉(45)	全麥麵包(64)	巧克力、蛋糕(90)
香蕉(52)	南瓜、義大利麵(65)	吐司、白米飯(91～92)

升糖指數是指吃完食物後血糖上升的速度,數值範圍為0至100。升糖指數越高,血糖上升越快,胰島素也會過度分泌,進而累積體脂肪,造成肥胖。

▶▶ 不要在運動前吃碳水化合物

有些人會認為運動前吃碳水化合物就會有力氣,可以讓運動表現更好,但事實上並非如此,反而會妨礙運動。碳水化合物經過許多消化過程後,會分解為葡萄糖,再被吸收到細胞裡。但是葡萄糖和其他營養素不一

樣，它不溶於脂質、分子過大，無法立刻被細胞吸收，所以我們的身體會為了讓細胞吸收葡萄糖而分泌胰島素。因此，如果在運動前吃下過多碳水化合物，就會分泌相當多的胰島素。

胰島素會如何影響運動表現呢？運動時，**如果血液內還有胰島素，運動時所分泌的荷爾蒙會和胰島素發生衝突**。胰島素是協助儲存營養的「同化荷爾蒙」，但運動中會分泌「異化荷爾蒙」來使用儲存在體內的能量。異化荷爾蒙要有效分泌，才能分解儲存的肝醣來產生能量，然而，若體內還有胰島素（同化荷爾蒙），運動效果勢必會減弱。

此外，若想有好的運動表現，血液就要流入運動時所刺激的部位，但如果是在運動前吃碳水化合物，血液就會為了消化與吸收而分散到各內臟器官，導致運動效果降低。除此之外，在胃裡還有食物的狀態運動，只要瞬間出力，胃液就會逆流，增加罹患胃食道逆流的風險。

更重要的是，**就算在運動前吃碳水化合物，這些食物也無法立刻轉化為身體能量使用，反而只會妨礙運動，降低效率**。

地瓜是好的
減肥食品嗎？

地瓜只是富含膳食纖維，能提升飽足感而已，其單醣含量卻比起司蛋糕更高，並不適合做為減肥食品。建議大家換成糙米飯或義大利麵來代替地瓜。

常會看到有人減肥時吃很多地瓜當作主食，地瓜真的是減肥食品嗎？先說結論，地瓜並非減肥食品，吃多了還是會胖。每200克的地瓜含有大約65克的碳水化合物，一個正在減重的成人如果吃下100～200克的地瓜，等於攝取了30至70克的碳水化合物。

碳水化合物大致上可非為簡單碳水化合物和複合碳水化合物，其中複合碳水化合物會被身體慢慢吸收，有助於減肥。碳水化合物的構造越複雜，越要耗費許多能量分解；而能量分解的速度越緩慢，血糖上升的速度就會越慢，所以複合碳水化合物對減重中的人來說，是很好的碳水化合物

來源。相反地，簡單碳水化合物構造單純，身體吸收快，被轉化為脂肪的機率很高。不過，一般認為會讓人容易變胖的餅乾、麵包和砂糖裡所含有的簡單碳水化合物，在地瓜裡卻足足有32克。每200克的地瓜含有大約65克的碳水化合物，而且其中一半以上都是簡單碳水化合物。以韓國知名連鎖麵包店Paris Baguette的起司蛋糕為例，每200克含有58克的碳水化合物，其中有30克是糖。也就是說，地瓜的含糖量竟然比起司蛋糕還要高。

我們的身體吃到複合碳水化合物時，無法感受到甜味，只有在吃到單醣（簡單碳水化合物）時才會覺得甜。吃地瓜時會覺得很甜，是因為地瓜之中有很多單醣。另外，烤的地瓜會比蒸的地瓜更甜，是因為地瓜的複合碳水化合物在加熱後變成單醣。光是改變料理方法，就會改變單醣的含量。此外，拔絲地瓜的水分較少，所以單醣含量更高。

不過，也有人吃地瓜是為了吃進膳食纖維，因為許多人認為地瓜含有豐富膳食纖維，有助於減重。由於我們身體裡沒有能消化膳食纖維的酵素，因此地瓜的膳食纖維能待在腸子裡很久，能提升飽足感。吃了地瓜之後，會因為地瓜帶來的飽足感，減少其他碳水化合物的攝取，所以有助於減肥，這個說法倒是沒有錯。

然而，地瓜的單醣含量很高，所以還是不建議把它當作減肥食品，建議換成糙米飯或義大利麵來代替地瓜。130克的糙米飯含有49克的碳水化合物，但其中的簡單碳水化合物還不到1克。此外，糙米飯的膳食纖維也很豐富。市面上販售的得科（DE CECCO）義大利麵，每70克的碳水化合物中單醣含量低到只有3.4克，蛋白質含量則高達13公克，是比地瓜更優質的減肥食品。

為什麼會一直想吃
碳水化合物？

吃下富含碳水化合物的食物後，身體會分泌血清素，
讓心情變好、血糖上升，感受到飽足感與滿足感。
不過，吃完沒多久就會覺得飢餓，然後再找碳水化
合物來吃。這種情況，就是對碳水化合物上癮了。

「對碳水化合物上癮」就如同字面上的意思，是指被富含碳水化合物
的食物吸引，無法脫離的狀態。實際上明明不餓，卻一直覺得想吃東西，
這就是所謂的「假性飢餓」。吃碳水化合物（尤其是簡單碳水化合物）之
後，血糖會突然上升，感受到飽足感和滿足感，但後來又會因為胰島素分
泌而再次感到飢餓。

之所以容易對碳水化合物上癮，是因為吃碳水化合物之後會分泌血清
素，這種荷爾蒙會讓人心情變好。然而，血糖過度上升後又急遽下降的這
個循環卻會無限反覆。如果血糖飆升，胰島素就會為了降低血糖而急速增

加分泌量，一旦發生這樣的「胰島素飆升」，身體就會再次渴望攝取碳水化合物。

攝取過量的碳水化合物，就是造成「胰島素阻抗」的罪魁禍首。胰島素阻抗是指人體肝臟、肌肉、脂肪細胞對胰島素的敏感性降低，妨礙胰島素發揮原本的功能。在這種狀況下，細胞無法有效燃燒葡萄糖，使得體重增加、造成肥胖。會損害身體的代謝過程，也會增加罹患高血壓、糖尿病等慢性病的風險。

≫ 如何解決對碳水化合物上癮

❶ 吃東西之前要瞭解食品的升糖指數（GI）。

升糖反應速度會依據食品中的簡單碳水化合物和複合碳水化合物的含量多寡而有所不同。升糖指數低於55的是低GI食品，55至69的是中GI食品，高於70的是高GI食品，最好能優先選擇低GI食品（請見第36頁：【表格004】各食品的升糖指數）。

❷ 不要吃太多糖分高的水果。

水果裡的果糖很容易變為脂肪。我們的身體會使用從碳水化合物中分解的葡萄糖作為能源，但果糖不會被當成能源使用，而是會直接以脂肪的形式儲存。若以減重為目的調整飲食，建議儘可能不吃水果，如果很喜歡水果，請參考下一頁的【表格005】來決定一日水果的建議攝取量。

表格005 以100克為基準的一日水果建議攝取量

水果	100克
蘋果	三片
梨子	兩片
香蕉	半根
柳丁	半顆
葡萄	四分之一串
橘子	四分之三顆
草莓	六顆

水果含有豐富維生素和礦物質，臺灣衛福部國民健康署建議成人一天的蔬果攝取量為三份蔬菜及兩份水果，與台灣的飲食習慣、健康指標類似的日本，建議一天水果攝取量為200克。但考量到水果中的果糖容易變成脂肪，因此建議減重中的成人，一日的水果攝取量不要超過200克。

不願面對的真相：
蛋白質也會讓人變胖

蛋白質吃多了，也跟碳水化合物一樣會讓人發胖，所以請不要盲目地相信蛋白質是減肥食品！重點在於要同時攝取蛋白質和碳水化合物，才能讓肌肉有效吸收蛋白質。

　　最近市面上流行許多標榜能夠減脂的高蛋白零食，包括即食雞胸肉片、蛋白棒、蛋白質奶昔等商品。**難道，減肥時吃很多蛋白質也不會變胖嗎？這個觀念是錯誤的，如果吃很多蛋白質，當然還是會變胖。**

　　我們體內必需的碳水化合物、脂肪、蛋白質都含有碳、氫、氧等元素，但只有蛋白質含有氮。蛋白質之中大約有16%是氮，因為含有氮，所以一旦吃了過量的蛋白質，可能會出現各種問題。其實我們身體需要的不是蛋白質本身，而是其中包含的「氮」以及「必需胺基酸」。

⏩ 為什麼在減重或運動時要吃蛋白質？

　　許多人開始減重或運動後，往往會在不明就裡的情況下吃進大量蛋白質，尤其會吃很多雞胸肉。運動的人吃雞胸肉的原因是為了獲取優質蛋白質，因為長肌肉時最需要的就是蛋白質，每100克的雞胸肉含有20～25克的蛋白質，而且脂肪量非常低，與牛肉相比，價格也相對低廉，所以現在超商和網路商店都有販售即食雞胸肉，種類多到讓人眼花撩亂。以一般人的狀況來說，1公斤的體重攝取1公克的雞胸肉是最適當的；如果是每天會運動1～2個小時的人，建議1公斤的體重攝取1.5公克。不過，每個人的消化能力都不一樣，所以每個人的需要量也會有所差距。

　　不需要執著在只能吃雞胸肉來補充蛋白質。每一種蛋白質食品含有的營養素都不同，為了能補足彼此缺乏的營養素，蛋白質的來源越豐富越好。像牛肉和豬肉這類紅肉除了比雞肉或海鮮含有更多鐵質，更含有九種必需胺基酸；牛肉含有大量的肌酸、海鮮的脂肪含量比肉類更低，也有豐富的維他命B和鉀。

　　重點是，吃蛋白質的同時要一併攝取碳水化合物，這樣才能減緩胰島素的分泌，讓肌肉有效吸收蛋白質。胰島素能協助肌肉受損的細胞吸收蛋白質，一定要吃碳水化合物，才能讓胰島素分泌旺盛。如果胰島素不足，蛋白質就無法進入細胞內，肌肉恢復的速度也會變慢。

⏩ 為什麼吃太多蛋白質也會變胖？

　　吃下蛋白質之後，身體會把蛋白質分解成胺基酸，胺基酸會被運送到肝臟裡，重新合成為身體所需型態的蛋白質，但如果過度攝取蛋白質，就

會在重新合成的過程中產生副產物──氮。我們身體無法儲存過多的氮，所以會從尿液裡排出含有氮的「胺基」（胺基酸的一部分）。排出氮之後剩餘的物質，會透過碳水化合物和脂肪的分解程序，結合形成「酮體」；雖然酮體會被當作能量使用，卻會被轉化為脂肪儲存在體內。看到「酮體」，是否就聯想到近年很流行的「生酮飲食」呢？生酮減重是一種只把酮體做為能量使用的人為減重方法，後面的章節會進一步解釋（請見第73頁【正確瞭解「生酮飲食」】）。

就算吃很少或完全不吃碳水化合物、只吃蛋白質也一樣會變胖。也就是說，如果為了減肥而努力運動，並且在運動後吃1湯匙（20至25克）的蛋白質補充品與100克的雞胸肉，還是有可能會變胖；如果為了增加肌肉而在運動後吃2湯匙（50克以上）的蛋白質補充品，那麼其中20到30克就可能會儲存為脂肪。所以，不要盲目地相信蛋白質是減肥食品。

除此之外，如果持續吃進過多蛋白質，還會提高罹患骨質疏鬆症的機率。這是因為蛋白質吃太多會導致體內的氮增加，接著就會在肝臟轉換成尿素，並以尿液的形式排出，這個過程會讓尿液酸化（稱為酮症）。因此有可能會過度排出鈣質，增加罹患骨質疏鬆症的風險。在測量InBody（註：身體組成分析，可以將身體概況數據化，並呈現出一張評分表。）時，若發現肌肉量增加，骨質密度和礦物質指數卻降低，就要確認是不是吃了過多的蛋白質。

❯❯ 蛋白質一次要吃幾克、要吃幾次？

以一般人的狀況來說，1公斤的體重攝取1公克的蛋白質是最適當

的；如果是每天會運動1～2個小時的人，建議1公斤的體重攝取1.5公克。那麼，要一次把建議攝取量都吃完嗎？還是要一天分成數次呢？

一口氣吃進大量蛋白質，身體也無法全部吸收。蛋白質的吸收率會隨性別、體重和肌肉量而有所不同，雖然無法計算出精確的吸收量，不過還是有吸收率最好的特定攝取量。有許多研究結果指出，一次攝取20克蛋白質會比一次攝取10克更有助於肌肉形成。很有趣的一點是，一次攝取超過40克的蛋白質跟一次攝取20克的蛋白質，在形成肌肉方面卻沒有太大的差別。也就是說，一次攝取20至25克的蛋白質，在形成肌肉方面是最理想的。

肌肉形成的能力也會隨著攝取次數與時間間隔而出現差異。澳洲墨爾本皇家理工大學曾進行一項實驗，在12小時之內共攝取80公克蛋白質，他們將受試者分成三組，一組是每1小時30分吃10克，共吃8次；第二組是每3小時吃20克，共吃4次，第三組是每6小時吃40克，共吃兩次，然後比較各組肌肉形成的程度。結果，研究發現每3小時吃20克的第二組，肌肉的形成率最高。

那麼，所攝取的熱量有差嗎？蛋白質差20克就差80卡，雖然80卡看起來很少，但如果持續100天，就差了8000卡。雖然吃了很多，但相較之下肌肉生長的效率並不好。不會因為一次吃進很多蛋白質，身體就會全部使用在形成肌肉上；除此之外，胺基酸還有酸化的可能性。所以，一次吃進過多蛋白質，對長肌肉來說是非常沒有效率的做法。

一定要吃
蛋白質補充品嗎？

如果平日飲食中已經包含優質蛋白質，就不用另外
吃蛋白質補充品。不會因為吃了補充品就能長出更
多肌肉。假如一定要吃補充品，最好是在運動結束
的 30 分鐘後再吃。

對於有在重訓的人來說，蛋白質補充品似乎是非常重要的營養補給品。難道開始重訓後，就一定要吃蛋白質補充品嗎？**蛋白質補充品就如其名，就只是「補充品」而已。如果運動後吃的食物之中已經含有足夠蛋白質，就不需要另外吃補充品。**有些人已經吃大量雞胸肉，還會另外喝高蛋白乳清，如果像這樣一次吃進太多蛋白質，可能會造成肝臟和腎臟的負擔。而且就像前面說的，吃太多蛋白質也會轉換為脂肪，讓人變胖。

蛋白質補充品在無法吃飯的時候很方便，也建議在晚上運動後攝取，以免造成消化器官的負擔。我們的身體代謝蛋白質，也就是使用蛋白質作

為能量的情況非常罕見，例如專業的運動選手長期進行高強度運動時，會進行「三羧酸循環」的蛋白質代謝。但對於一般人來說，會先使用碳水化合物作為主要能源，再使用脂肪。

在無法吃到充分蛋白質的時候，才需要使用蛋白質補充品，如果平日飲食中已經包含優質蛋白質，就不用另外吃蛋白質補充品。請大家要認清一個現實：不會因為多吃蛋白質補充品，就能長出更多肌肉。

≫ 如何挑選蛋白質補充品

蛋白質補充品有許多種類，如WPC（濃縮乳清蛋白）、WPI（分離乳清蛋白）和WPH（水解乳清蛋白）等，這三種品項各自都有優缺點，只要選擇適合自己的種類來攝取即可。

WPC是濃縮乳清蛋白。 優點是完整保有牛奶的礦物質和多樣營養素，跟其他補充品相比，是相對平價的選擇。缺點是吸收率很低，乳糖不耐症患者吃了之後很容易腹瀉。如果有乳糖不耐症，建議攝取除去乳清的WPI（分離乳清蛋白）。

WPI是蛋白質純度90%的分離乳清蛋白。 經過分離乳清的工法後，礦物質等的營養素已經流失，價格也比濃縮乳清蛋白更高。所以如果沒有乳糖不耐症，就推薦濃縮乳清蛋白，不需要非吃分離乳清蛋白不可。

WPH是分離水解乳清蛋白。 這款蛋白質濃度最高，就算有乳糖不耐症也能順利消化。因為多分解一次蛋白質，增加了身體的吸收率。但吸收率高不代表是好事，因為肌肉受損後不應該立刻恢復，而是要持續補充營

養、經過恢復時間，這樣肌肉才會變強。所以我認為，慢慢吸收蛋白質，反而更有助於長肌肉。

如果是因為身體過於瘦弱想要快進增加體重，我建議直接吃增重粉（gainer），吃兩匙增重粉就能攝取400～600卡。如果要透過食物攝取這麼多的卡路里就真的要吃很多，因此用增重粉取代是比較有效率的做法。不過請特別留意，增重粉的成分是蛋白質和碳水化合物，吸收比較緩慢，如果在睡前吃就會造成肝臟和腎臟的負擔。

前面提到過，在肌肉恢復和肌肉生長方面，同時攝取蛋白質和碳水化合物很重要（請見第44頁【為什麼在減重或運動時要吃蛋白質？】）。一般來說，每30克蛋白質補充品含有24克蛋白質，僅僅只有2.3克碳水化合物，但如果只吃補充品，會發生「糖質新生」作用，反而會造成肌肉流失。所以與其只吃蛋白質含量高的蛋白質補充品，像「Protein Meal（譯註：韓國販售的營養品代餐）」這種有蛋白質、碳水化合物和膳食纖維的均衡產品更適合取代正餐。如果想要吃碳水化合物含量低的蛋白質補充品來取代正餐，建議至少要搭配1～2根香蕉或地瓜，才能補足一餐的卡路里和營養素。

▶▶ 攝取蛋白質補充品的時間點

有些人會在運動中吃蛋白質補充品，他們覺得這麼做可以在運動時提升效果，但事實上並非如此。運動時，我們的身體會透過異化作用將儲存在身上的複雜物質分解為簡單物質來獲取能量；但是，如果在運動時吃蛋白質補充品，身體就會在吸收的過程同時進行另一個異化作用。在這個過

程中，胰島素和生長激素等許多荷爾蒙會發生衝突，所以運動效果會大幅降低（請見第63頁【運動前吃的食物不會被當作能量使用】）。

這麼說來，要在什麼時候吃蛋白質補充品才最有效呢？**建議在運動完全結束的30分鐘後再吃蛋白質補充品**。即使運動結束了，生長激素需要約30分鐘才能安定下來，等到那段時間結束，再吃蛋白質補充劑，就可以有效分泌胰島素，幫助肌肉修復。

上班族常常會在晚上下班後去運動，所以如果要等運動後的30分鐘再吃蛋白質補充品，那麼吃完馬上就要睡覺了，但蛋白質補充品跟食物一樣，在睡前吃對身體不好。我們的身體需要在睡覺時間好好修復，如果在睡前進食，導致大腦雖然想睡覺，腸胃卻需要持續工作來消化，結果就會累積疲勞。如果非得在睡前吃蛋白質補充品，建議選擇WPI（分離乳清蛋白），因為它不含消化速度慢的酪蛋白。當然，在時間允許的情況下，最好的方法還是晚上運動後過30分鐘再吃蛋白質補充品，然後過2～3個小時再去睡覺。

減重的原理
非常簡單

一味減少熱量攝取的極端減肥方式有什麼缺點？依
生理學的觀點來看，這麼做會讓你的基礎代謝率下
降，基礎代謝率下降意味著脂肪分解能力大幅降低，
變成易胖體質。

　　如果知道減重的原理是如何進行的，就能有效減重了，對吧？在瞭解
減重原理之前，需要先知道什麼是「代謝量」。代謝量又分為「基礎代謝
量」和「活動代謝量」，**基礎代謝量是為了維持我們的生命、執行身體機
能所需的最低能量，也就是即使24小時不做任何活動，只維持呼吸、新
陳代謝和體溫的所需能量。當能提供人體基本所需能量的肌肉量越多，基
礎代謝量也會增加**；而活動代謝量是除了維持基本身體機能以外的其他活
動所使用的能量，例如運動或勞動。基礎代謝量加上活動代謝量，就是自
己的代謝量。

▶ 測量基礎代謝量

　　醫院能測出最精準的基礎代謝量，但透過InBody（身體組成分析）也能簡單得知。每增加1公斤的肌肉，基礎代謝量就會增加13卡。**提升基礎代謝量是一件很重要的事，如果基礎代謝量很低，只要稍微活動就會覺得累，分解脂肪的能力也會下降，結果就會變成很難減肥的易胖體質，即使跟別人攝取同樣的熱量也容易變胖。**如果要以生理學的角度進一步說明，那就是：基礎代謝量低的時候，我們的身體會為了節省能量而變得有氣無力，增加睡眠，不願意做平常會做的活動；相反地，如果基礎代謝量很高，就不會把能量存起來，而是會消耗掉，所以就比基礎代謝量低的人更不容易變胖。

▶ 測量活動代謝量

　　活動代謝量很難測量，因為每個人的活動範圍都不一樣，但還是有能大略計算的方法。像平常坐辦公室的人活動量較少，活動代謝量大約只有基礎代謝量的1.2倍；活動量大、每周進行高強度運動三次以上的人，活動代謝量大約是基礎代謝量的1.4倍；每周進行高強度運動5次以上的人，活動代謝量大約是基礎代謝量的1.7倍，只要這樣計算就可以了。如果基礎代謝量是1500，那麼1.2倍就是1800，1.4倍就是2100，1.7倍就是2550卡。理解這個部分之後，就會覺得減重原理真的很簡單。當攝取進身體的熱量超過自己的代謝量（基礎代謝量＋活動代謝量）時，多餘的能量就會儲存成脂肪而變胖（熱量盈餘）；相反地，只要攝取進身體的熱量比代謝量更少，體重就會減輕（熱量赤字），這就是減肥的基本原理。

▶ 利用熱量赤字來達到理想的減重

　　如果只是一味地降低攝取熱量，採取極端的減肥方式，雖然體重會在短時間下降，但終究會造成基礎代謝量降低、分解脂肪的能力減弱，所以很難持續減重，同時還會流失肌肉。一旦流失肌肉，基礎代謝量當然就會降低，因此你不會擁有結實的曲線，而是看起來乾瘦的身材。**最理想的方式是一天攝取的熱量和消耗的熱量相差500卡左右，也就是說，消耗掉的熱量要比攝取的熱量多500卡，或是攝取的熱量比消耗的熱量少500卡。**如果每天製造出500卡的熱量赤字，一周就會有3500卡赤字，這樣就可能減少0.5至1公斤的體脂肪。要減少0.5公斤的體脂肪，就需要有3500卡的熱量赤字。

　　整理一下減重的三個原理，第一，一日攝取總熱量必須少於一日消耗總熱量。第二，維持一日攝取總熱量，增加一日消耗總熱量。第三，降低一日攝取總熱量，也增加一日消耗總熱量。只要記得這三點，減重就是非常簡單的事。

如何聰明控制食欲
來讓減肥事半功倍？

如果無法認知到自己吃了多少東西，就不容易感受
到飽足感而暴飲暴食。不過，我們也可以利用這點
來欺騙大腦，感受到比實際上更多的飽足感。這是
運用飽食中樞的方法，用在減重上的效果非常好。

　　食欲可分成為了生存而必須的「真食欲」和出自於錯覺的「假食
欲」。身體會依據飢餓（空腹感）和飽足感決定什麼時候要進食、應該要
吃多少。如果身體接受到像低血糖和空腹感這類生理訊號，或是當你看見
美食或聞到香味時，就會因為聯想作用而肚子餓、產生想吃東西的欲望。
所謂的食欲，是透過大腦的「飽食中樞」所感受及調整，在「進食中樞」
中，有可以感受到飢餓的「飢餓中樞」和感受到飽足的「飽食中樞」，只
要這兩者達到平衡，就不會導致食欲異常，引發營養失調或肥胖。

　　身體會為了生存而吃進食物，並透過消化、分解來獲得能量。所以如

果持續處在飢餓狀態，腸胃就會分泌產生空腹感的荷爾蒙——飢餓素，也會啟動大腦下視丘促進食欲的神經元，讓人想吃東西。這個過程一旦發生，我們就會感到飢餓，也會感受到想吃東西的「真食欲」。

前面提到，「真食欲」是人類為了生存而必須的食欲。如果對此有反應並進食，就能感受到飽足感；不過，想感受到飽足感，一定要確實了解自己吃了多少東西。**例如如果你總是一邊吃飯、一邊看電視或打電動，就無法認知到自己吃了多少，所以會感受不到飽足感而吃進過多食物。**實際上，的確有些短期失憶症患者會因為不記得自己吃了多少食物，而一直感受到飢餓。

當身體感到疲勞或出現壓力時，就會分泌大量壓力荷爾蒙——皮質醇，這時飢餓素的分泌也會增加，出現「假食欲」。人體面對壓力的補償行為就是渴望甜味或辣味。除此之外，**當身體水分不足而感到口渴時，也會誤以為口渴就是飢餓，所以也可能會出現假食欲。這種時候，只要喝水或專注在其他行為上，30分鐘後食欲就會消失。**那麼，如何分辨「真食欲」和「假食欲」呢？如果飢餓感逐漸擴大、暈眩或是無精打采，那就是「真食欲」；如果是渴望甜味或辣味等特定口味，並且在吃完飯的3小時內就感到飢餓，那就是「假食欲」，想要減肥成功，就要懂得清楚分辨。

➢ 為了感受到飽足感而欺騙大腦

如果無法清楚認知自己吃進了多少東西，就不容易感受到飽足感，進而暴飲暴食。不過，我們也可以利用這一點來欺騙大腦，感受到比實際上更多的飽足感。這就是運用飽食中樞的方法，用在減重上的效果非常好。

具體方法如下：

❶ 攝取含有豐富膳食纖維的食品

膳食纖維雖然屬於碳水化合物，但因為人體沒有能夠分解膳食纖維的酵素，所以無法產生能量。不過，膳食纖維要花5個小時以上才能抵達小腸，所以能讓飽足感維持很久，除此之外，膳食纖維還能減緩讓身體感到飢餓的「飢餓素」分泌。

❷ 長時間咀嚼並專心進食

細嚼慢嚥的行為會刺激大腦下視丘，誤以為一直在進食。專心吃飯，不要一邊吃飯、一邊看電視或手機，也會讓大腦認知到正在進食，可以讓你感受到更強烈的飽足感。

❸ 持續喝水和吃蛋白質食品

多喝水會帶來飽足感，另外，相較於其他營養素，蛋白質會分泌更多讓人感受到飽足感的瘦體素，務必要足夠攝取。建議一日的水分攝取量要超過兩公升。

❹ 高強度運動

做高強度運動時，我們的身體會為了製造出運動所需的能量而分泌包含生長激素在內的各種荷爾蒙；另一方面，運動還能降低飢餓素分泌，因此能有效克制食欲。運動時，身體會為了製造運動所需的能量而優先分泌許多荷爾蒙，自然而然就會減少飢餓素的分泌。

▶▶變胖後食欲會變得更旺盛

　　我們身上有一種跟飢餓素相反的荷爾蒙，那就是瘦體素，它會讓人在吃東西之後產生飽足感而抑制食欲。如果分泌許多瘦體素，就能刺激飽食中樞，讓腦感受到「我吃飽了」而停止進食。因為它能讓人感受到不需要再多吃食物，所以在減重方面扮演很重要的角色。不過人體很有趣的一點是，脂肪細胞竟然會分泌大量瘦體素——這是因為脂肪細胞必須分泌瘦體素來抑制食欲，避免因暴飲暴食而累積過多脂肪，維持人體適當的脂肪含量。瘦體素的終極目的是要減少體脂肪的形成，促進燃燒脂肪的過程來增加能量消耗，維持體脂率。

　　不過，很諷刺的是，蒐集肥胖者的血液檢查後會發現，他們體內瘦體素的指數非常高。如果瘦體素的數值很高，應該就能抑制食欲，但為什麼還會肥胖呢？這是因為，儘管囤積過多的體脂肪持續分泌瘦體素，卻無法好好發揮降低食欲的功能。也就是說，肥胖者的身體對瘦體素的反應變得遲鈍了，這是出現「瘦體素阻抗」的情況。之所以會出現「瘦體素阻抗」，是因為過度攝取如碳酸飲料、餅乾等精緻澱粉和液態果糖。換句話說，肥胖者感受到的食欲並不是「真食欲」，而是「假食欲」。

早上運動和晚上運動
哪一個效果比較好？

在早上空腹狀態下運動，可以提升脂肪燃燒率，達到減重的效果；另一方面，如果在晚上運動，然後在生長激素大量分泌的十點到十二點睡覺，就會分泌更多生長激素，有助於肌肉生長。

　　大部分上班族都是在上班前的早上七八點或是下班後的晚上七點後運動，那麼白天運動和晚上運動，究竟哪一個效果比較好呢？早上運動和晚上運動各自有優缺點，搭配自己的日常行程安排運動時間即可，與其執著在什麼時間點運動，不如養成持續運動的習慣，這才是最有效的。不過，高血壓和糖尿病患者請避免在早上運動，因為高血壓患者的血管在睡覺時會收縮，如果早上運動可能會因為突然擴張而破裂；至於糖尿病患者，在早上運動可能會導致血糖降低，出現低血糖的症狀，最糟的情況甚至會造成腦死。

❯❯ 早上運動的優缺點

我們的身體在睡覺時也會持續消耗能量，早上起床後會肚子餓就是這個原因。如果在早上低血糖的空腹狀態下運動，燃燒脂肪的機率會增加，達到減重的效果，這的確是事實沒錯。不過要注意的是，**在早上的空腹狀態下適合以脂肪作為能量來源的低強度運動。** 如果是跑步或是蹲舉這類的高強度運動，就是以蛋白質作為能量來源，而非脂肪，所以無法達到減重的目的。

進行高強度運動時要使用碳水化合物，但在早上空腹的狀態下儲存的碳水化合物很少。**因為儲存的碳水化合物不足，無法作為能量使用，所以會改為使用蛋白質，這時勢必就會讓肌肉流失；** 相反地，如果早上運動的目的不是減重，而是為了長肌肉，那麼建議在運動前喝一杯用新鮮水果打成的鮮果汁。打成果汁的優點是身體能快速吸收，立刻補充血糖，分泌少量的胰島素。

❯❯ 早上運動前先攝取果糖的優點

我們的身體會分泌胰島素讓葡萄糖以肝醣的形式儲存在肝臟與肌肉，分泌胰島素的同時，也會一併分泌讓人感受到飽足感的瘦體素。就像前面提到的，如果在運動前攝取碳水化合物，胰島素會跟荷爾蒙發生衝突，進而影響運動成效（請見第36頁【不要在運動前吃碳水化合物】）。但是很有趣的一點是，果糖不會讓身體分泌胰島素。所以如果早上攝取果糖再運動，運動時就不會分泌瘦體素；相反地，在平常的時間攝取果糖，則會因為感受不到飽足感而容易變胖。果糖就是一把雙面刃，根據使用時機會產

生不同的效果。要注意的是，**富含膳食纖維的水果會留在胃裡很久，運動前吃反而不好。**例如香蕉就含有豐富的膳食纖維，而且如果空腹吃，香蕉裡的鎂會對心血管造成負擔，所以早上空腹運動時，建議飲用新鮮現打果汁來取代水果。

▶ 晚上運動的優缺點

晚上運動的優點，則是跟生長激素有關。腦下垂體的前葉會分泌生長激素，促進骨頭和軟骨生長、脂肪分解、蛋白質形成。我們的身體不論白天還是晚上，運動15～20分鐘後就會開始分泌生長激素，但是大腦如果發現天黑了，就會認為是睡覺時間而分泌大量的生長激素。也就是說，**如果是晚上運動，然後在生長激素大量分泌的10點～12點睡覺，就會分泌更多生長激素，有助於肌肉生長。**不過很可惜的是，這種反應只對專業運動員有幫助，以一般人的運動強度來說，其實沒有特別大的差異。所以不要執著於運動時間，養成持續運動的習慣才是更重要的事。如果是朝九晚五的上班族，建議可以在下午3～4點吃一塊全麥麵包或一條香蕉，補充血糖，然後過3小時再去運動。

空腹運動
是毒還是藥？

你應該有過在空腹的狀態下運動，結果整天都很累的經驗吧？因為帶給肝臟的負擔太大了。人體在空腹狀態下，儲存在體內的碳水化合物很少，因此如果在碳水化合物不足的情況下運動，不只會流失肌肉，還會帶給肝臟負擔。

　　在空腹狀態下的運動效果更好嗎？還是至少吃點東西再運動更好呢？有一派的人認為在空腹狀態下運動似乎可以燃燒更多脂肪，另一派的人認為如果運動前吃點東西，似乎會比較有力氣，運動表現會更好。不過，這兩種說法都是錯的。

　　在剛睡醒的空腹狀態下，儲存在體內的碳水化合物很少。如果在這個狀態下運動，不只會流失肌肉，還會帶給肝臟負擔。如果真的不得不在早上空腹時運動，至少要在運動時攝取充分的水分。

⯈ 為什麼早上運動後整天都很疲倦？

大部分喜歡空腹運動的人，都會選擇在早上運動。我們的身體透過飲食獲得的碳水化合物會以高濃縮的能源型態「肝醣」儲存在肌肉和肝臟裡，早上剛睡醒時儲存的肝醣很少，這是因為身體在睡覺的期間也會使用能量來維持生命。大腦會消耗身上總能量的50%以上，睡覺的時候也會持續使用許多能量，所以隔天早上儲存在肝臟和肌肉的肝醣當然只剩下極少量。**如果在這種狀態下運動，就一定會為了補足缺乏的能量，而消耗儲存在肌肉裡的蛋白質**（請見第34頁【為什麼減重時要吃碳水化合物？】）。

前面提過，減重時如果不吃碳水化合物，只吃蛋白質，就會發生「糖質新生」的現象，而這個情況也很類似。雖然不是因為不吃碳水化合物使得體內的碳水化合物減少，但睡覺時間已經把碳水化合物作為能量使用，基本上已經是處於耗盡的狀態，於是會使用蛋白質作為能量來源，在這種糖質新生的過程中，會出現副產物「氨」。身體把氨視為有毒物質，因此肝臟會為了排毒而努力工作。**當空腹運動的狀態持續越久，肝臟勢必就得要更努力工作，所以早上在空腹狀態下運動，一整天都會感到十分疲累，因為帶給肝臟的負擔太大了。**如果在缺乏碳水化合物的情況下運動，不只是會讓肌肉流失，也會對肝臟造成負擔，因此，我特別不建議在早上空腹運動超過2個小時。

⯈ 如何空腹運動不傷身

如果真的不得不在早上空腹運動，請在運動中攝取充足的水分。早上量體重之所以會比晚上輕，就是水分減少的緣故。我們的身體能量來源——肝醣，每1克會儲存3克的水分。如果在睡覺的時候使用大量肝醣作

為能量，水分也會一併減少，相對地體重也會減輕。所以假如早上運動時水分供給不足又大量流汗，血液就會變得濃稠，無法有效搬運能量，導致運動表現不佳，還可能會導致虛脫。

綜合以上所述，最建議的運動時間點是在下午，等身體充分儲存肝醣後再運動，**假如無法在下午運動，非得在早上空腹運動不可的話，就務必在前一天晚上吃足晚餐，提早儲存許多能量。**而且最好能在運動前攝取吸收快、**讓胰島素分泌較少的新鮮果汁。**其他像是蛋白質補充品、膳食纖維、水果等等，這些食品的消化和吸收時間漫長，並不推薦。

❯❯ 運動前吃的食物不會被當作能量使用

運動時使用的能量，是來自於前一天吃進的食物。我們的身體會將碳水化合物以肝醣的形式儲存在肝臟和肌肉裡，運動時使用的能量大部分都是分解肝醣後所獲得的。**不會因為在運動前30分鐘吃了食物，就立刻從那些食物中獲得能量。**

我們的身體吃進食物時，胰臟會分泌胰島素來讓營養移動到細胞內。碳水化合物的分子過大，無法立刻進入細胞內，要由胰島素幫忙才能進入細胞。所以吃完飯後，身體會分泌大量胰島素。萬一在運動前吃東西，使得血液裡有胰島素，那麼胰島素就會與運動時分泌的許多荷爾蒙發生衝突（請見第49頁【攝取蛋白質補充品的時間點】）。此外，吃下食物後，血液會為了消化而聚集在腸道，不會只是聚集在運動時被刺激的部位，所以運動效果勢必會降低。結果就是很不幸地，不僅沒能好好消化食物，也沒能好好發揮運動成效。

打造
不易變胖的身體

> 只要將肌肉量提高，就會形成不易變胖的體質，這
> 跟肝醣的儲存位置有關。肝醣會儲存在肌肉裡，如
> 果肌肉量增加就能儲存很多肝醣，所以會累積成脂
> 肪的肝醣就會相對地減少。

　　有人吃很多也不會變胖，有人只吃一點點還是會變胖，究竟為什麼會
這樣呢？真的有容易變胖和吃不胖的體質嗎？當然有人先天就是不容易變
胖，這是因為與生俱來的消化酵素。不過，就算沒有天生的消化酵素，還
是能透過後天的方式打造出不容易變胖的體質。

　　先說結論，只要肌肉量夠高，就能形成不易變胖的體質。例如，當兩
個體重一樣的人攝取同樣的碳水化合物後，一個人變胖了，另一個人卻沒
有，就是因為兩人肌肉量的差異。

▶ 明明吃一樣的東西，為什麼只有我變胖？

我們的身體會把碳水化合物轉化為高濃縮的能量來源——肝醣，儲存在肌肉與肝臟裡，運動時會把這些儲存的肝醣當作能量使用。不過，**能儲存在肌肉與肝臟裡的肝醣量有限，一旦超過儲存量就會累積成脂肪，也就是所謂的「肥肉」。**

平均來說，肝臟會儲存75～100克的肝醣，換算成熱量大約是300～400卡，有氧運動2個小時大約就能消耗掉這個分量。相對地，肌肉平均會儲存300～400克的肝醣，也就是1200～1600卡。因為肌肉分布在身上許多部位，比肝臟更多，所以能儲存的肝醣量比肝臟多。再加上，如果透過運動提升肌肉量，能儲存的肝醣就會變得更多，轉換成脂肪的量也會減少。

明明吃的食物一樣多，肌肉量高的人卻能以肝醣形式儲存很多能量，所以累積成脂肪的量就會很少；相反地，肌肉量少的人能儲存的肝醣很少，所以容易累積成脂肪而變胖。如果持續運動來提升肌肉量，能儲存的肝醣會比沒有持續運動的人多達兩倍以上，打造出不易變胖的體質。

▶ 提升肌肉量就不容易變胖的理由

若想理解肌肉量與體質的關係，就要先瞭解我們身體把食物轉化為能量使用的過程。**運動前吃的食物會在運動時立刻轉為能量使用嗎？不會的。**如果身體要使用能量，就要在體內經過代謝過程，也就是「消化（分解）→合成養分（吸收）→儲存能量→釋放能量」。碳水化合物透過消化

和吸收後會被分解為葡萄糖，然後再以高能量化合物——肝醣的型態儲存，這裡的肝醣才是運動時被使用的主要能量來源。如果要將運動前吃的食物作為能量來源，食物就需要在體內經過這樣的過程轉化為肝醣，相當耗時。

我們所攝取的碳水化合物（葡萄糖）的30%會以肝醣的形式儲存在肝臟，70%會以肝醣的形式儲存在肌肉。不過能儲存在肝臟和肌肉內的碳水化合物（葡萄糖）並非無限的。正是因為儲存量有限，一旦攝取過量的碳水化合物，多餘的碳水化合物就會轉化為脂肪儲存在體內而變成身上的肥肉。就算攝取同樣的碳水化合物，如果肌肉量很少，能儲存的碳水化合物也會很少，所以轉化為脂肪的量就會變多，當然就容易變胖；相反地，肌

図003 在不同的肌肉量下，碳水化合物轉換成脂肪的差異

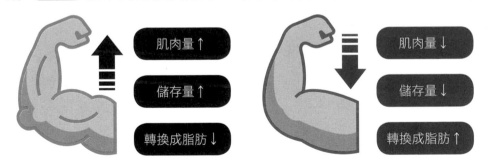

我們所攝取的碳水化合物（葡萄糖），其中30%會以肝醣的形式儲存在肝臟，70%會以肝醣的形式儲存在肌肉。因此肌肉量越高，能儲存的碳水化合物的量就會越多，轉化為脂肪的多餘碳水化合物就會越少。

肉量越多，能儲存的碳水化合物的量就會增加，多餘的碳水化合物就會變少，轉化為脂肪的量也會變少。

一般人會認為肌肉能燃燒的卡路里比脂肪更多，但事實上兩者的差距不大，反而就像前面說的，**肝臟和肌肉能儲存的碳水化合物的多寡，才是決定是否為易胖體質的重要關鍵**。因此，假如你覺得很難減少飲食量，或是希望成功減重後能維持身材不要再復胖，就一定要做肌力運動。假設一直以來你主要都是藉由「餓肚子」和「有氧運動」來減肥，從現在起，就試著透過肌力運動來提升肌肉量吧！這麼一來，就能適當地吃進想吃的東西並且健康地減重，還能打造不容易變胖的體質。

一周內減重5公斤
是有可能的

要減掉 1 公斤的體脂肪，就要消耗大約 7700 卡的熱量。不過光憑控制飲食來消耗卡路里並不容易，最好的方法就是配合運動來消滅脂肪。

　　有些瘦身廣告宣稱任何人都可以在一周內減5公斤，究竟有沒有可能在一周內減5公斤呢？以生理學的角度來看，這是有可能的。

　　減重的基本原理是消耗掉的熱量要大於攝取的熱量，藉此消耗儲存在體內的能量。如果一天消耗的卡路里比攝取的卡路里多大約1000卡，一周就能減大約1公斤。這等於是說，持續4周就能減4公斤左右。而隨著每個人體重的不同，的確有可能在一周內減2～5公斤，這樣一個月下來，體重就能減少超過10公斤。

在結束這個話題前，我想再提醒你一件事：**體重減輕並不表示消耗體脂肪**。如果降低碳水化合物的攝取量並搭配運動來增加能量的消耗，那麼身體就會為了補充所需的能量而倚賴「儲存量」。儲存量是由脂肪和碳水化合物所構成的，尤其大部分都是以肝醣的形式儲存，肝臟和肌肉內的肝醣儲存量可以在短短幾天內消耗殆盡。而且，1克的肝醣大概含有3克的水分，所以消耗肝醣的同時也會一併消耗水分，因此在減肥的第一周，體重會下降得最快。如果像這樣限制飲食和水分的攝取再搭配上運動的話，一周內就能輕鬆減掉5公斤。不過，這只會在減肥第一周出現這麼明顯的效果，而且實際上你只是減去水分，並不是減去我們真正想消滅的體脂肪，因此我並不建議這個做法。

➤➤ 減掉真正讓你變肥的體脂肪

肌肉之中有七成以上都是水分，因此體內水分不足時也會流失肌肉。此外，減肥時若減少碳水化合物的攝取，就會發生「糖質新生」作用，導致肌肉流失，不過，只要再次攝取充足的水分和碳水化合物，就會立刻恢復體重。因此，如果是用降低碳水化合物和水分攝取量的方式來減肥，雖然能在短時間內降低體重，一旦再度增加碳水化合物和水分的攝取，體重就會回到原點，這就是所謂的「溜溜球效應」，也是許多人減重失敗的最大原因。

大部分人所期待的減重並非「減掉水分」，而是「減掉體脂肪」，而要減掉1公斤的體脂肪，必須消耗7700卡的熱量。如果一周的目標是減少1公斤的體脂肪，那麼一日需消耗的熱量就是1000卡，這是「一日最多可

消耗熱量」，並不會造成健康上的危害。但如果一天想要消耗1000卡，光靠控制飲食不容易達到目標，而且一不小心就會變成前面所說的，只是減掉體內水分而已，所以最好的方式是配合運動消耗卡路里。

▶▶ 減脂時最好的運動順序

我最推薦的運動是進行50～60分鐘的高強度無氧運動（重訓），再加上10～30分鐘的低強度有氧運動。先做無氧運動再做有氧運動有以下兩大好處：第一，儲存在體內的碳水化合物會被用來製造肌肉，因此能增加肌肉量，這樣就能提升一日消耗的能量，打造出不易變胖的體質。第二，若透過無氧運動快速消耗碳水化合物，身體會為了維持穩定而節省碳水的消耗，提升脂肪代謝率，這會比只做有氧運動更快速燃燒脂肪。

那麼為什麼最後還要做10分鐘以上的低強度有氧運動呢？因為做完無氧運動後，乳酸會堆積，造成肌肉痠痛與疲勞，但如果最後進行低強度的有氧運動，就能將乳酸作為能量使用，減少疲勞。

流汗與減重
的關係

大量流汗並沒有減重的效果。體重雖然會降低，但
這只是透過汗腺排出身體的水分而已，並不是體脂
肪燃燒的成果。

　　運動時要流很多汗才有助於減肥嗎？並非如此。我們身體會努力維持恆溫36.5度，但如果外部環境炎熱，身體就會流汗來降低體溫。尤其夏天時在高溫下做高強度運動，身體就會排汗，讓血管擴張、增加流到皮膚的血流量，這個作用的目的是散熱與排汗。不過，因為血管是有限的，所以血液會視情況分散到全身各處。

　　舉例來說，吃飯後，許多血液會流到消化器官裡；運動時，許多血液會流到肌肉裡。如果在夏季頂著大太陽運動，體溫必須要快速上升來排汗，那麼流到皮膚的血液會變多，使得流向肌肉的血液量減少，如此一

來，肌肉透過血液得到的氧氣和能量勢必會減少，此外，肌肉會減少收縮，而疲勞物質也就是乳酸則會堆積，使人容易感到疲勞。

有些人會為了大量流汗而穿「爆汗衣」運動，但這也沒有減重效果。**或許可以減輕體重，但這只是透過流汗排出水分的現象，並不是燃燒體脂肪，反而可能會在流汗的過程中連同鈉一併流失電解質，降低運動效果。**如果體內水分減少，血液就會變得濃稠，心臟需要更努力跳動來淨化血液。這麼一來，呼吸會變得急促，也會比平常消耗更多能量、更快感到疲勞。所以如果是會流很多汗的人，就要在運動時攝取充足的水分，幫助血液順利流動。

最好的運動環境就是在涼爽的地方穿輕便的衣服運動，在這樣的狀態下正確鍛鍊，才會有減重和長肌肉的效果。此外，運動中流的汗跟因為外部環境炎熱而流的汗，兩者成分幾乎沒有差異。所以不要強迫自己，認為運動時一定要流很多汗才有效。

正確瞭解
「生酮飲食」

所謂的生酮飲食，是藉由吃極少量的碳水化合物與
大量脂肪，引導身體將體內游離脂肪酸（脂肪）作
為能量使用，快速燃燒體內脂肪。這個減肥方式近
年來受到很多人的喜愛，但我並不推薦。

　　生酮飲食可細分為三個種類，分別是「高脂肪・低碳水・低蛋白」、
「高蛋白・低碳水・低脂肪」以及「高蛋白・高脂肪・低碳水」。其中最受
大家喜愛的減肥方式就是吃極少量的碳水化合物與大量的脂肪。生酮飲食
最初其實是一種飲食療法，從1920年起作為癲癇的治療方法，不過最近
逐漸嶄露頭角，成為新興的減肥話題。

　　如果要理解生酮飲食減肥法，首先要從我們的生理構造開始瞭解。在
空腹時，也就是在低血糖的狀態下，我們身體會分解脂肪來製造能量。這
時的脂肪會被消化酵素「解脂酶」分解為甘油和游離脂肪酸，其中的游離

脂肪酸會被當成能量使用。生酮飲食就是限制碳水化合物的攝取並攝取大量脂肪，激發將游離脂肪酸作為能量使用的過程，進而達到快速燃燒脂肪的目的。游離脂肪酸在肝臟代謝後，會製造出酸性的副產物「生酮」，當體內沒有碳水化合物（葡萄糖）時，我們的大腦就會使用生酮作為能量來源，這種飲食方式就是透過這樣的過程達到減重的目的。

不過，如果體內累積太多生酮，就會引發酮酸中毒。一旦出現酮酸，血液會變酸，傷害肌肉和骨頭。此外，如果因為生酮減肥而攝取大量飽和脂肪，罹患心肌梗塞或高血壓之類疾病的機會就會大增。

生酮飲食療法原本是為了治療癲癇而研究出來的方法，因此進行生酮減肥時，應該也要在醫師的建議下徹底監管才行。目前，對於身上累積太多生酮會出現哪些副作用的相關研究還非常少，所以我並不建議使用這種具有爭議性的生酮飲食來減重。請嘗試正確的運動搭配均衡飲食，這才是更安全且健康的減肥法。

咖啡因
對減重有幫助嗎？

咖啡因能提升肝醣分解速度，快速供給養分。如果在儲存充分肝醣的情況下運動，再搭配咖啡因，就能有效減重。

在咖啡、可樂、巧克力和運動飲料裡都含有一種無臭、帶有苦味的白色生物鹼，這就是我們常聽到的「咖啡因」。我們普遍所認知的咖啡因效果，就是驅趕疲勞和趕走睡意，這種提神效果跟神經傳導物質「腺苷」有關，腺苷會讓神經細胞的活動變得遲鈍。身體疲勞時，腺苷的分泌會增加，引發睡意，但咖啡因能抑制腺苷的活性，刺激腎上腺素的分泌。腎上腺素和咖啡因都會刺激中樞神經系統，提高肌肉收縮的強度，讓儲存在肌肉和肝臟裡的肝醣加速分解。這裡的重點在於咖啡因會加快肝醣分解，快速供給能量，如果在儲存充分肝醣的情況下運動，攝取咖啡因當然就有助於減重。

此外，咖啡因還能刺激神經系統，並引導儲存在脂肪細胞的游離脂肪酸作為能量使用。脂肪燃燒加快，當然就有助於減肥。

不過，在以下的狀況中要限制咖啡因的攝取。①早上空腹運動時、②進行間歇性斷食時、③進行高強度運動超過兩個小時以上時、④晚上九點後運動時、⑤有骨質疏鬆症者。

早上空腹運動時或是進行間歇性斷食時，體內已儲存的肝醣量一定很少，如果在這個狀態下攝取咖啡因再運動，就會因為能量不足而發生分解蛋白質的「糖質新生」現象，也就是說，咖啡因可能會加速肌肉流失。此外，進行高強度的Cross Fit（註：混合健身，一種高強度的全身性運動，結合了田徑、體操、舉重等動作的無間歇練習。）或是重訓超過2個小時後再攝取咖啡因也是一樣的情況。一開始雖然會快速使用肝醣，但時間久了就可能會發生糖質新生的作用。進行高強度運動時，身體必須瞬間快速從碳水化合物供給能量，而非脂肪，所以勢必會同時發生糖質新生。

除此之外，咖啡因會加速骨骼的鈣質流失，讓鈣質透過尿液排出。一杯咖啡會流失大約5毫克的鈣質。所以如果患有骨質疏鬆症務必減少咖啡因的攝取。國際運動營養學會指出，以一般人的標準來說，每人每日的咖啡因適當攝取量為3～6毫克／公斤，若濃度高於9毫克／公斤，對於運動表現並無任何更好的效果。

紅蔘
對減肥的影響

> 紅蔘裡含有一種稱為「皂苷」的成分，能夠防止肥胖。當食物移動到小腸後，會透過數百萬個絨毛吸收養分，而皂苷能夠抑制絨毛的營養吸收率，進而預防肥胖。

最近韓國和台灣都有不少人食用小包裝的「紅蔘精」來當作保健食品，那麼紅蔘是否對減重有任何幫助呢？

蔘的種類有山蔘、人蔘、水蔘和紅蔘等等，對於其效能差異，雖然各方持有不同意見，其實當中的成分大同小異。蔘類產品之所以會成為受歡迎的健康食品，就是因為其中共同的藥效成分——皂苷。皂苷的化學構造跟膽固醇非常類似，能夠抑制人體吸收膽固醇並協助排出。此外，若長期攝取肉類等動物性食品，身體就會出現脂質過氧化（皮膚皺紋、色素沉澱等老化的原因），這跟酸化的脂質很類似，但皂苷能將其分解，阻擋癌症

根源。

不僅如此，皂苷還有預防肥胖的功能。我們吃進的食物移動到小腸後，會透過數百萬個絨毛吸收養分，而皂苷會抑制腸道絨毛變大，預防肥胖（絨毛變大，吸收食物的能力會增加，引發肥胖）。**膳食纖維的狀況也很類似，因為膳食纖維會促進腸道收縮，讓食物快速通過腸道。如果減少食物與絨毛的接觸，就能降低養分的吸收，因此有助於減肥。**

紅蔘之中含有高達三十種的皂苷。據說在製造紅蔘時，會因為化學作用而出現天然人蔘裡不存在的全新藥效物質，但缺點是價格不斐。除了紅蔘之外，也可以透過大豆、蔥、沙蔘（註：一種韓國小菜，可當做藥材）、紅蘿蔔、五葉蔘（又名「七葉膽」）、高麗菜、桔梗（註：中藥材，韓國人會用來入菜）、水芹（註：一種韓國蔬菜）、大蒜、洋蔥等食物輕鬆攝取到皂苷。尤其五葉蔘之中含有的皂苷是人蔘的六倍以上，可以磨成粉加水沖泡當茶喝，或是購買膠囊型態的產品。

因為一餐吃太多而
胖了3公斤該怎麼辦？

如果控制飲食超過兩周，那麼就算其中一餐多吃一點也不會突然變胖。體重增加的原因不只是脂肪，還包含水分。減重期間，有時候反而會因為一餐多吃一點，更有助於突破停滯期。

一般來說，控制飲食持續兩周後逐漸會開始產生倦怠感，尤其減肥時攝取太少碳水化合物，更難克服碳水化合物的誘惑，一旦理智線斷裂，就會吃進比平常更多的垃圾食物。如果吃下去的分量超過平常的兩倍，就可以說是暴飲暴食。應該不少人都有這樣的經驗吧？一餐暴飲暴食後，體重最多可能會增加到3公斤之多。難道努力了兩周，只是因為吃了一頓大餐，就會突然增加3公斤脂肪嗎？

如果控制飲食超過兩周，那麼就算其中一餐多吃一點也不會突然變胖。體重增加的原因不只是脂肪，還包含水分。前面說過，攝取碳水化合

物之後，碳水化合物會以肝醣的型態儲存在肝臟和肌肉裡，對吧？1公克的肝醣，會攜帶3公克的水，所以攝取大量碳水化合物後，當然會有很多水分停留在體內，造成體重增加。因此，暴飲暴食後增加的體重，可說大部分都是水分的重量。只要之後持續控制飲食，這種突然增加的體重就會在一天內瘦回來，這是因為在消耗因暴飲暴食增加的碳水化合物時，也會連同水分一起排出。

其實，只要減重期間一直都有在控制飲食，其中一餐多吃一點，反而有助於體重繼續下降。當一個人控制飲食超過四周，身體就會處在緊急狀態，所以會開始減緩新陳代謝來降低能量的消耗。因此，雖然減重初期體重比較容易減輕，但隨著飲食控制的時間拉長，下降的速度就會變慢。很多人就算少吃多動，也會因為能量的使用量降低，陷入停滯期而放棄減肥。不過，**如果每兩周適當地吃一次想吃的碳水化合物，我們的大腦就會產生錯覺，以為「身上能儲存的燃料還很多，還可以提高能量使用量」，此時新陳代謝就會再次提升，這就是所謂的「欺騙餐（cheat meal）」。**

不過，就算是欺騙餐，也不能吃太多像披薩、炸雞、甜甜圈這類的飽和脂肪。要以義大利麵、全麥麵包、糙米飯等複合碳水化合物為主，暫時提升肝醣儲存量來提升新陳代謝。在減肥的過程中，建議至少每四周吃一次欺騙餐，最多兩周一次。如果在欺騙餐適量安排自己想吃的食物，不但能減輕一些壓力，也能維持能量的高使用量，這才是聰明的減重法。

女性在生理期
因食欲暴增和便秘而吃盡苦頭

> 如果想利用生理期來減肥，請在生理期的一周前稍微增加飲食量和運動量。增加飲食量和運動量時，體內的氧氣供給會增加，有助於減緩生理痛以及經前症候群。

　　應該有不少女性有這樣的疑惑：為什麼到了生理期就會想吃甜食，變成大食怪呢？大部分人都會認為是荷爾蒙的緣故。當然也會受到荷爾蒙的影響，但主要是其他原因。經血一天最多排出30克，生理期總共會排出50～150克，因此女性的身體在生理期前會為了儘可能儲存能量而刺激大腦，讓身體吃進更多食物。如果在這個期間吃進甜食，單醣就能快速轉換為能量，讓全身活絡，也會讓心情變好。此外，生理期前體溫會上升，基礎代謝量會增加，因此會使用到比平常更多的能量，也比較容易感到飢餓。所以生理期前一定會比平常更容易餓，也會對飢餓的感覺更加敏感。

⟫聰明運用生理期來減重

面臨經前症候群的時候，狀況會最不好。不只是便秘、頭痛、煩躁、憂鬱，臉上還容易出現一堆問題。身體會因為分泌許多黃體素而浮腫，食慾也會變得旺盛，就算吃的跟之前一樣，也會比平常分泌更多的胰島素，儲存更多脂肪。如果想利用生理期來減肥，請在生理期的一周前開始讓飲食量和運動量增加到比平常更多。增加飲食量和運動量時，體內的氧氣供給會增加，有助於減緩生理痛以及經前症候群。

建議多攝取飽足感高且膳食纖維豐富的番茄、杏仁，還有提升血清素的鮭魚、核桃、雞蛋、起司和豆腐。**因為在生理期期間，被稱為「幸福荷爾蒙」的神經傳導物質「血清素」會降低，但運動能分泌血清素和腦內啡，因此做一些輕微的運動，有助於減緩生理痛和浮腫，有效消除不安和疼痛。**

不過，生理期期間的運動強度和時間需要比平常稍微減少，調整成身體可以承受的強度。一般來說，推薦走路、有氧舞蹈、瑜伽、皮拉提斯等伸展運動，能夠幫助身體達到均衡。

相對地，如果因為身體在生理期之前很敏感就開始減少運動、狂吃甜食，身體就會因為氧氣供給減少而感受到壓力、變得緊張。這麼一來，會導致交感神經系統亢進，過度刺激血管和子宮的平滑肌，無法供給充分的氧氣給子宮，造成血液不足，可能會讓生理痛變得更劇烈。

女性在生理期變得敏感是很自然的現象。所以即使是在減重中，也不要對自己太過嚴格，請攝取適當的甜食，然後健康地運動。

▶▶ 為什麼會在生理期前飽受便秘之苦？

　　一般來說，女性比男性更容易受便秘之苦。在韓國，20～30歲的便秘患者之中，女性比男性多出了3.9倍。為什麼女性更容易便秘呢？原因之一是男性和女性的骨盆形狀不同，女性的骨盆比男性更寬，彎彎曲曲的腸道就會更鬆散。我們吃下食物後，食物會先移動到小腸吸收營養，然後在大腸吸收水分，形成大便，這時如果腸道鬆散，就會花更多時間通過大腸，因此大腸就會吸收許多水分，這個過程導致女性的大便較硬，造成便秘的機率也高於男性。此外，女性的骨盆下方有子宮，也會在排便時造成妨礙。女性身體構造上就是會比男性受到更多便秘之苦，這是無可避免的現象。

　　除了身體構造的原因之外，女性特別容易在生理期前和懷孕初期便秘的原因是荷爾蒙。懷孕初期和排卵後，卵巢的黃體會分泌黃體素，但黃體素會提升腸道內水分吸收率，抑制大腸的活動，因此**建議女性在生理期前要特別注意攝取充分的膳食纖維和水分**。除此之外，女性的腹肌比男性更弱，使得排便力道很弱，這也是便秘的原因之一，所以平常就要持續做腹肌運動。

為什麼在生理期
要減少蛋白質的攝取？

> 生理期如果吃太多蛋白質，就可能會比平常排出過多的鈣質。如果因減肥導致生理期不順，或是測量 InBody 的時候發現骨質密度很低，就要減少蛋白質的攝取。

　　女性荷爾蒙「雌激素」可以維持鈣的均衡，是必要的荷爾蒙之一。生理期結束後，雌激素的生成會減少，維持鈣的均衡之能力也會降低。此外，**生理期時，鈣質會跟著經血一起排出，如果沒有及時補充鈣質，身體就會分解骨骼來製造鈣質。這麼一來，會降低骨質密度，增加罹患骨質疏鬆症的風險。**因此，不論是正值生理期還是生理期結束後，都要格外花心思補充鈣質。

　　之所以要在生理期降低蛋白質的攝取，是因為如果吃太多蛋白質，鈣質就會加速流失。一般來說，每攝取 1 克的蛋白質會流失 1 毫克的鈣質。

如果吃太多蛋白質，體內會產生許多氮，而肝臟和腎臟會透過尿液排出氮，這個過程會讓尿液酸化（稱為酮症），也會排出許多鈣質。若在生理期發生酮症，就會流失更多鈣質，必須要分解骨骼來補充缺乏的鈣質，所以會增加罹患骨質疏鬆症的風險。超過50歲的停經女性，由於雌激素降低，更要注意鈣質的補充。

當然，我們的身體若缺乏鈣質，小腸吸收鈣質的比率就會提高，腎臟也會降低排放量來調整鈣質濃度，但請務必記住，**如果因為減重而長期吃高蛋白飲食，就會提高罹患骨質疏鬆症的風險**。尤其如果因減肥導致生理期不順，或是測量 InBody（身體組成分析）的時候發現骨質密度很低，就要減少蛋白質的攝取。

此外，豆類和全穀物之中含有植酸，菠菜等深綠色植物中含有草酸，調味重的飲食中含有鈉，這些成分都會加速鈣質流失，所以最好避免在生理期間攝取此類食物。相對地，乳製品含有維他命 D 和乳糖，如果搭配鈣質攝取，就能提升吸收率。

如果每天都會進行高強度的運動，那麼不論年紀大小，每天都要攝取1000毫克以上的鈣質。如果因為缺鈣而吃鈣片，建議一天不要超過1500毫克，因為若攝取太多鈣，乳房組織內的鈣質會累積，造成乳房鈣化。

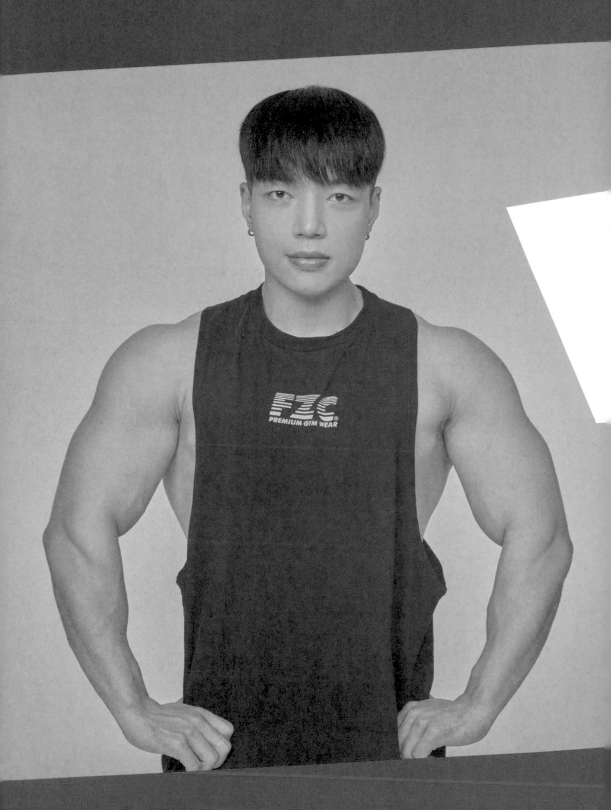

2

健身與減重時最想知道的
科學化增肌戰略

鍛鍊時這樣做，練線條、塑體型！
最有效、最精準的「重訓懶人包」

自由重量和健身器材哪個比較好呢？

有沒有方法能在運動時減少肌肉流失？

臀部凹陷究竟是怎麼出現的？

如果瞭解運動時肌肉成長的過程，

以及該如何正確地刺激目標肌群，

運動品質和效果就會截然不同。

我會直接點出十多年來擔任個人教練時，

被問過最多關於肌肉生長與肌力運動方法的問題。

運動成癮者的
身體很虛弱嗎？

如果運動過度，腎上腺皮質激素（類固醇）的分泌
會增加，抑制免疫機能；事實上，許多健美選手或
運動員很容易得到像小感冒這樣的疾病，就是免疫
力下降的緣故。尤其如果濫用類固醇注射，抵抗外
部感染源的能力就會變得更弱。

對運動上癮的人會每天都堅持鍛鍊，嚴重一點的，一天可能會運動兩
三次。當然，適當的規律運動有助於身體健康，但如果太沉迷於運動，就
會妨礙身體發揮機能，甚至可能會暴斃。

運動成癮的狀態以專業的用語來說，就是「過度訓練症候群」。如果
過度運動，腎上腺皮質激素的分泌會增加，而腎上腺皮質激素是一種以膽
固醇為原料的類固醇。腎上腺皮質激素之所以會成為問題，是因為過度分
泌時會抑制負責免疫力的淋巴球機能。淋巴球在免疫機能方面扮演著非常
重要的角色，當病菌進入我們體內時，淋巴球會排出強大的化學物質除去

病菌。而淋巴球分布在全身上下，尤其集中在病菌容易侵入的生殖器官、肺部、消化器官。這麼重要的免疫細胞可能會因為過度運動而被破壞。事實上，許多健美選手或運動員容易得到像小感冒這樣的疾病，就是免疫力下降的緣故。尤其如果濫用類固醇注射，抵抗外部感染源的能力會變得更弱。

你是否曾經有過一天沒運動，就覺得自己退步、肌肉量減少呢？如果你曾經在很累的時候，還是不惜犧牲睡眠時間去運動，就會親身體驗到健康狀況變差的狀況。請配合自己身體狀態調整運動頻率與強度，以維持我們身體非常重要的免疫機能和精神健康。

▶ 必須運動的五個原因

我們都知道運動對身體有好處，但究竟是對身體有哪些益處？以下，我會告訴你五個必須運動的核心原因。

第一、運動能增加心臟容積，活得長久。簡單來說，心臟的肌肉跟其他肌肉一樣，可以透過運動強化。如果心臟的肌肉變厚，心臟容積就會增加，心臟的血液輸出量也會增加。一般人心臟一次收縮能輸出的血液量（一次心搏量）是70毫升，而專業運動員的平均量是100毫升。如果一次心搏量增加，就能降低心跳數，這稱為「運動員心臟」。如果能夠擁有心肌發達的「運動員心臟」，一天就能比一般人少約三萬次的心跳數，一年就能少約一千萬次的心臟收縮，讓心臟休息。就像機器使用太久會產生故障一樣，心臟跳動過快也容易造成損害，所以最好能透過規律的運動來增加心臟容積。

第二、**運動能消除焦慮，讓情緒穩定**。當身心承受壓力或是覺得緊張時，自律神經系統和內分泌系統就會出現異常，如果趁這個時候運動，就能增加流入腦部組織的血液量，讓氧氣供給變得順暢，因此運動後會覺得情緒變得穩定。另外，運動能排出體內鹽分，也有緩解憂鬱症的效果。

第三、**運動能強化骨骼**。肌肉包覆著骨頭，要是運動不足就會造成肌肉量降低，能牽制骨頭的力量就會變弱，導致骨質密度變低；相對的，假如有規律運動，就能讓骨頭中的主要成分鈣質和蛋白質供給順利，提高骨質密度。因此，正值生長期的青少年或骨質密度變低的停經婦女，特別需要養成規律運動的習慣。

第四、**運動會讓關節變得柔軟**。運動會促進流進關節的血液分泌，讓關節變得柔軟，也會幫助關節周圍的韌帶與肌肉收縮；相反地，要是韌帶和肌肉收縮度不佳，一旦跌倒或是活動過度，身體就很容易受傷，也可能會造成發炎。

第五、**運動能提升抗壓性**。我們的身體受到壓力時就會進入緊急狀態，分泌腎上腺素和壓力荷爾蒙。如果在這時運動，就能有效降低肌肉緊繃、抑制腎上腺素的分泌。此外，運動能縮短從壓力中恢復的時間，如果專注在運動上，也能暫時忘記煩惱。

自由重量和機械式器材，
哪一種比較好？

> 兩種運動我都推薦，因為自由重量和機械式器材鍛鍊的肌肉不一樣。自由重量能同時強化穩定肌群和淺層肌群，機械式器材則主要是強化淺層肌群。

　　第一次走進健身房，你可能會因為面對許多陌生器材而感到一片茫然吧？光從字面上來看，你可能會搞不清楚「自由重量」和「機械式器材」的差別。如果知道自由重量和器材具有何種特性以及各自的優缺點，那麼下次你走進健身房，就不會再煩惱該使用什麼樣的器材。

　　自由重量能同時強化穩定肌群（負責維持身體穩定性的深層肌肉）和淺層肌群（可以藉由觸摸身體感受到正在活動的肌肉），機械式器材則主要是強化淺層肌群。最推薦的做法是，在精力充沛的時候先用自由重量訓練，再使用機械式器材。如果先用自由重量做基本運動，再用器材補足需

加強的部位，或是還想要更多刺激的部位，就有助於均衡強化各種肌肉。我還要強調一個重點，如果一直做同樣的運動菜單，身體就會慢慢適應，運動效果會降低，因此如果有確實執行飲食與鍛鍊計畫，建議大約每三個月改變一次運動菜單，以免身體習慣。

▶ 自由重量

　　所謂自由重量，就是直接拿起器具活動來鍛鍊肌肉的運動。例如使用啞鈴、槓鈴、舉重架、臥推架、硬舉架、滑輪機、史密斯架等器材做的運動，都屬於自由重量。自由重量並不是固定的機器，活動範圍沒有限制，可以隨心所欲地延伸和收縮肌肉，而且拿起器具時，身體需要保持平衡，這麼一來勢必會使用到更多肌肉、更費力，所以會有受傷的風險。使用大重量的器具做運動時，萬一無法承受重量而失去平衡，就可能會受傷。不過如果依照自己的運動能力調整重量，就能讓穩定肌群有效進步。

圖004 自由重量的器具種類

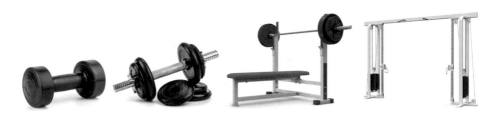

所謂自由重量，就是直接拿起器具活動來鍛鍊肌肉的運動。代表性的器材包括啞鈴、槓鈴、臥推架和滑輪機等等。

➤ 機械式器材

機械式器材是指我們常在健身房看見的各種健身器材，例如滑船機、背部下拉、腿推機等等。健身器材和自由重量不同，是透過固定的軌跡做運動，所以活動範圍有限，不需要費力維持身體的平衡。也就是說，能有效專注在目標肌群上並加強對肌肉的刺激。除此之外，**機械式器材相對穩定，受傷風險也比較低，對初學者來說比較容易上手**（但如果用錯誤的姿勢操作器材，還是有可能會受傷）。舉例來說，無法做到徒手引體向上的初學者，可以利用闊背下拉的器材，用更安全的方式訓練背肌。

不過，要是只做機械式器材，就很難強化平常提重物或是維持平衡使用的核心肌肉和穩定肌群。使用機械式器材前要注意的是，器材的把手、椅背高度和腳板的位置等等，都要耐心地配合自己的身體調整到適當位置，這樣做才會有效。

運動時
該如何呼吸？

使出很大的力量時，請使用瞬間憋氣的「伐式呼吸法（Valsalva Maneuver）」呼吸。伐式呼吸法是閉住口鼻、肚子用力後吐一大口氣的呼吸法，這能有效減少身體在運動時產生的晃動。

　　一般人運動時的呼吸大致上可以分成三個型態，在做出力的動作時吐氣、吸氣和憋氣。其中，「出力的時候吸氣」這個做法最有問題，因為吸氣時身體會緊繃。舉例來說，側邊平舉是往兩旁舉起啞鈴，萬一在舉起啞鈴時吸氣，斜方肌就會一起往上提，動作中要是動到斜方肌，就無法有效刺激肩膀肌肉。在舉起啞鈴時，也就是出力的瞬間，要吐氣才能降低腹壓，放下斜方肌，有效讓肩膀肌肉負重。

　　另一方面，有些人會在出力時憋氣。事實上，我們平常提起重物時，正是會一邊出力、一邊自然地憋氣，如果把這個方法應用在運動上，真的

能幫上大忙。有一個呼吸法就是在出力的瞬間憋氣，那就是以下要介紹的「伐式呼吸法」。

▶ 伐式呼吸法（Valsalva Maneuver）

所謂的伐式呼吸法，是指閉住口鼻的狀態下，肚子一邊用力、一邊吐一大口氣的呼吸法。重訓之所以被稱為無氧運動。就是因為在沒有氧氣的情況下以伐式呼吸法運動。以側平舉為例，雖然抬起小重量時還能吐氣，但要舉起超過八公斤以上的大重量時，建議使用憋氣的伐式呼吸法。

伐式呼吸法的最大優點，是可以減少身體的晃動。**做重訓時，最大的重點就是讓肌肉獨立出力。所謂獨立出力，是儘可能集中刺激目標肌群，不讓其他肌肉干涉。**如果沒有確實做到獨立出力，就會連動而使用到其他不需要出力的肌肉，也會減輕目標部位的緊繃，容易受傷。相反地，如果在抬起大重量時邊出力、邊憋氣，就能減少身體的晃動。光是好好地執行伐式呼吸法，就能比平常抬起更重的重量，並降低受傷的風險。蹲舉時也是一樣，如果在蹲下去時吸氣、起立時憋氣，就能增加腹壓，保護脊椎，減少腰部受傷。

伐式呼吸法不分男女，對所有人都很有效。幾乎每個人在做大重量訓練時都會使用到伐式呼吸法；不過，做腹肌運動時除外。在做腹肌運動出力時要吐氣，不能憋氣，這樣肌肉才能順利收縮。

還有一個狀況不能做伐式呼吸法——先天氧氣供給不順、腦中風或高血壓患者，如果做伐式呼吸法會很危險。因為憋氣時會暫時中斷供給氧氣

給大腦，造成血壓上升。就算沒有上述病症，一般人做完伐式呼吸法之後，務必記得一定要充分吸氣，運動時才不會感到暈眩。請謹記，絕對不能一直做伐式呼吸法做到頭暈。

每天按摩淋巴，
消水腫、排出老廢物質

淋巴就跟血液一樣分布在全身，其功能是排出身上
的老廢物質。當淋巴循環不順暢時，身體就會出現
浮腫，所以要透過按摩促進淋巴循環。最好的方法，
是平常就要保持挺胸的良好姿勢。

淋巴系統是負責身體免疫力的重要器官，就像皮膚一樣遍布在我們全
身上下。血液會透過心臟的規律跳動持續流動到全身，但流到淋巴管的淋
巴卻沒有能幫忙輸出的器官，所以很容易囤積。**淋巴一旦出問題，身體就
會變浮腫，免疫力也會下降。**

肩膀是最多淋巴累積的部位，因此如果習慣駝背、副乳太大或肩關節
沾黏嚴重的人（五十肩），淋巴循環就會不順暢，造成免疫力下降。淋巴
循環不好的人，以手按壓胸部兩側的腋下內側時會感到疼痛。以下，我要
介紹大家讓淋巴循環變好的方法。

1 躺著的時候，把大拇指放在胸部旁的腋下畫圓按摩。如果有網球或按摩球，可以放在淋巴的位置上用力按壓，這麼做也很有幫助。一邊按壓的同時，請一邊用嘴巴吐氣。

2 請用大拇指壓住肩膀，感覺肩膀往地板的方向下沉。這時不要太用力，稍微往下壓即可。至少要持續1分鐘才有效果。

3 打開一隻手的手臂，另一隻手握拳敲打腋下內側，光是這樣敲打就有助於淋巴循環；一邊敲打完後，換另一邊執行相同的動作。兩邊都要常常敲打才會有效。

　　最好的方法，就是平常不要駝背、保持挺胸的良好姿勢，這樣淋巴循環才會順暢。假如平常已經有把肩膀往內縮的習慣，不但要常常按摩淋巴，也要做背肌訓練的動作。

圖005 淋巴系統

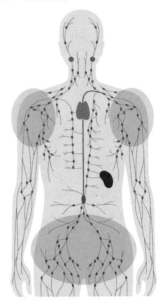

淋巴就跟血液一樣分布在全身上下，功能是排出身上的老廢物質，當淋巴循環不良時，身體就會變浮腫。圖中圓形的部分就是許多淋巴的集結處，如果淋巴管塞住，會造成老廢物質不斷地累積。

▶ FITVELY 頻道
手機掃描QRCODE，觀看詳細影片解說！
每個人都可以在家做的淋巴按摩

YouTube電腦版CC字幕功能：右下角【設定】→【字幕】→【自動翻譯】→【中文（繁體）】

為什麼運動時
膝蓋會發出聲音或感到疼痛？

如果下半身的肌肉無力或是韌帶受傷，走路的時候，
關節就會發出聲音、感到疼痛。當你在運動時發現
膝關節會發出聲音，最好在不會發出聲音的範圍內
運動，以免傷害變嚴重。

　　你運動的時候，膝關節會發出聲音嗎？腿骨是由股骨（大腿骨）、脛
骨（小腿骨）和腓骨（小腿骨）所構成，各骨頭相接的尾端有軟骨來減少
兩根骨頭之間的摩擦。運動時，膝蓋如果會感到疼痛或發出聲音，都跟軟
骨有關。簡單來說，如果軟骨被磨損或是少了軟骨，骨頭就會直接碰撞而
發出聲音，進而感到疼痛。

　　在膝蓋健康方面扮演重要角色的軟骨是如何生成的呢？軟骨是一種比
骨頭更早生成的組織。骨頭一開始是柔軟的軟骨，礦物質（無機物）沉澱
在軟骨後就成為骨頭。軟骨會轉變為骨頭，只有末端的部分依然是軟骨，

而軟骨一生中只會生成一次。肌肉在受損及恢復的過程中會增厚，但軟骨一旦受損，就真的很難恢復。韌帶也跟肌肉不同，因為沒有能提供養分的血管，所以一旦受損，就幾乎不可能恢復。

▶▶ 膝蓋痛的原因——軟骨

從【圖006】中可以看出，骨頭和骨頭之間有軟骨，而軟骨被充滿滑液的滑液囊包圍著。因為有滑液囊當作緩衝，膝關節才能減少摩擦並流暢地活動。滑液是由氧、氮、二氧化碳等成分所構成，為了避免滑液流出，外層有滑液膜包覆，但如果瞬間受到外力衝擊，滑液成分就會流出而發出聲音。此外，如果是用錯誤的姿勢做大重量訓練，造成滑液膜破裂，滑液就會滲出而乾涸，使得關節（骨頭與骨頭之間連結的部位）無法流暢地活動，造成軟骨碰撞而發出聲音、感到疼痛。

如果膝蓋附近的肌力不足，可能會因為支撐關節的力量太弱，導致軟骨受損。膝蓋附近有好幾個能支撐體重的韌帶，其中的十字韌帶能防止關節彎曲時骨頭與骨頭碰撞後滑掉或歪掉。萬一十字韌帶裂開，身體的穩定性就會降低，對骨盆和腳踝帶來不好的影響。

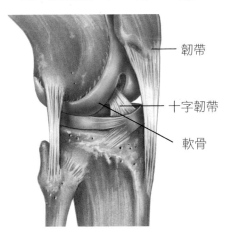

圖006 膝蓋構造

韌帶

十字韌帶

軟骨

膝蓋是由骨頭、軟骨和韌帶組成。關節是指連結骨頭與骨頭的部位。我們之所以需要運動的原因之一，是為了讓膝蓋附近的肌肉支撐力變強，才能防止關節的支撐力變弱。

　　除了十字韌帶之外，膝蓋上還附著有許多韌帶，如果在蹲舉時的姿勢錯誤或是舉起的重量太大，往往會導致膝蓋前側的髕骨（內側髕骨支持帶＋外側髕骨支持帶）受傷。因此，如果下半身肌肉無力或是韌帶受傷，就算只是走路，軟骨也會碰撞、發出聲音並感到疼痛。

▶ 膝蓋發出聲音還能繼續運動嗎？

　　使用錯誤的姿勢運動，一定會讓膝關節受傷。如果你的腿型天生就是膝外翻的 X 型腿，或是膝內翻的 O 型腿，光是正常走路也可能會傷害膝關節。除此之外，許多有烏龜脖、脊椎側彎、骨盆歪斜等症狀的人，也同時有膝蓋疼痛的困擾。不過，這些情況通常可以透過矯正性運動解決。

　　做蹲舉、臥推、肩推等運動時，通常做第一組的時候，關節會發出一些聲音。這是因為在還沒暖身的狀況下就突然舉起大重量，導致骨頭碰撞或是滑液受到壓迫的緣故。

　　那麼，我們可以忽略膝蓋發出的聲音繼續運動嗎？不行。如果持續在這種狀態下運動，膝蓋骨附近的肌腱會變厚，可能會傷害軟骨，引起發炎或疼痛。如果運動時發現膝關節發出聲音，建議只要在膝蓋不會發出聲音的範圍內運動即可，最好的方法是運動前先徒手暖身。若先透過暖身充分拉伸肌肉，增加骨頭與骨頭之間的活動度，那麼就算運動時關節角度突然張開，也能減少受傷風險。

　　萬一膝關節已經受傷了，更應該要鍛鍊下半身肌肉，由肌肉代為扮演韌帶的角色。不過，在膝關節受傷的情況下，做蹲舉這種負重運動時，建

議站著時把彈力帶綁在膝蓋後方，透過伸直、彎曲膝蓋的膝關節伸展運動，強化膝蓋附近的肌肉。如果膝蓋已經受傷了，請務必在運動時穿戴能支撐關節的護膝。

如何有效
促進肌肉生長

肌肉生長的三要素是做對訓練、吃對營養，以及足
夠的休息。如果同時花心思在運動、營養和休息上，
肌肉生長的效果就會達到最好。在最佳的身體修復
時間點攝取何種營養，身體狀況也會變得大不相同。

我們身上的細胞受損後會經過再生過程，就像骨頭斷掉後，會在重新
黏合的過程中變粗，肌肉生成的過程也很類似，因為肌肉也是由細胞所構
成的。所謂的肌肉生長，就是以人為的方式破壞特定部位後，使細胞再生
的過程。肌肉被破壞後，身體會為了讓肌肉細胞恢復，進而讓各種營養和
水分附著在上面，一層一層堆疊，增加肌肉厚度。肌肉之所以會呈現鮮紅
色，是因為有血液流過，肌肉得到血液中供給的養分後能讓被破壞的肌肉
恢復。相對地，由於韌帶沒有血液流過，無法得到養分的供給，所以一旦
受傷就無法恢復。如果希望肌肉有效生長，就要謹記三個要點，也就是做
對訓練、吃對營養和足夠的休息。

想要有效率地長肌肉，第一個重點是要做對訓練，運動時要擴大移動範圍。舉例來說，如果蹲舉時只是稍微蹲下去就站起來，就無法使用到所有大腿的肌肉，只有大腿的下半段會變粗，所以為了打造出漂亮的大腿曲線，必須要蹲到大腿與地面平行。如果你能學習基本解剖學，瞭解肌肉的生成以及確切位置，對於提升運動效率會有很大的幫助。

在肌肉生長方面第二個重點是吃對營養。如果每天都能夠花心思在運動和吃進去的食物，肌肉生長的效果就會達到最好。在最佳的身體修復時間點攝取何種營養，身體狀況也會變得大不相同。要注意的是，對於有規律運動的人來說，最重要的營養素並非蛋白質，而是碳水化合物，因為我們身體基本的能量來源是碳水化合物，重訓的時候也會最先把碳水化合物作為能量來源使用。在運動1小時到1小時30分鐘後，肝醣幾乎都被耗盡了，所以不只要補充蛋白質，還要補充碳水化合物，特別是複合碳水化合物。如果不補充碳水化合物，我們的身體就只能從蛋白質獲取能量。

那麼要在何時吃蛋白質呢？蛋白質最好能跟碳水化合物一起攝取。因為如果只吃蛋白質，胰島素就會分泌得很少，但如果有吃碳水化合物，就會分泌大量胰島素。胰島素能協助肌肉受損的細胞吸收蛋白質，要是胰島素不足，蛋白質就無法進入細胞內，肌肉恢復的速度也會變慢。

在肌肉生長方面的最後一個重點是足夠的休息。許多人為了增肌就瘋狂訓練、忽視休息，但休息真的很重要。運動當天的晚上十點到凌晨兩點一定要睡覺。因為身體會在這段時間分泌褪黑激素，有助於恢復肌肉。運動當天越早睡，肌肉恢復的速度就會越快。

如何在運動時減少肌肉流失： BCAA 的效果

研究結果顯示，在運動的過程中補充 BCAA，能夠有效減少肌蛋白分解。此外，BCAA 在運動中扮演減少疲勞感的角色。每個產品的 BCAA 含量不同，可根據你的運動目的做選擇。

運動時最害怕的就是肌肉流失，不過，可以藉由服用「支鏈胺基酸 BCAA」來減少肌肉流失。BCAA 的英文全稱是 Branched-Chain Amino Acid，是一種分子構造如珠鏈般連結起來的胺基酸，白胺酸（Leucine）、異白胺酸（Isoleucine）、纈胺酸（Valine）等必需胺基酸都屬於這種胺基酸。研究已證實，在運動中補充 BCAA，能夠有效降低肌蛋白被分解。

在做像蹲舉和硬舉這類高強度運動時，會把肌肉中的 BCAA 作為能量使用。這麼一來，血液中 BCAA 的濃度就會降低，因此身體會分解肌蛋白來增加 BCAA 的濃度，造成肌肉流失。不過如果在運動時適當補充

BCAA，就能阻止身體為了維持血液中BCAA的濃度而分解肌蛋白。

此外，在運動中攝取BCAA，還能減少疲勞感。所謂「疲勞」，是指一個人無法維持目標運動強度的狀態，會感到疲勞的原因之一，就是血液中的BCAA濃度下降。BCAA是在合成神經傳導物質時非常需要的胺基酸，有助於減少疲勞、恢復體力。不過，如果因為運動而消耗掉BCAA，BCAA的濃度就會降低，使人變得疲累。因此，如果在運動中攝取液態BCAA，就能讓血液中的BCAA維持在一定程度，減少疲勞感。

光是喝BCAA就能阻止肌肉流失，甚至能減少疲勞感，所以沒有理由不喝吧？市面上有多種液態BCAA產品，每一種都含有不同比例的白胺酸、異白胺酸、纈胺酸、麩醯胺酸、精胺酸等必需胺基酸，配合個人運動目的選擇即可。如果要做重訓，建議選擇白胺酸、異白胺酸、纈胺酸的比例為「2：1：1」的產品。

胸部運動的核心
是什麼？

胸肌連結了胸骨、鎖骨以及上臂骨（肱骨），比想
像中的範圍還要長。因此在做胸部運動時，活動範
圍要比自己所意識到的更大，讓肌肉充分延伸和收
縮，運動效果才會好。

一般做胸部運動時鍛鍊到的肌肉稱為「胸大肌」。胸大肌是大範圍覆
蓋胸部上側和前側的大扇形肌肉，男女都有。胸肌屬於身體的大肌群，能
消耗許多能量。因此不要以為練胸是男性的專利，女性練胸不只有助於減
肥，改善駝背的效果也很好。如果肩膀習慣往前彎或是駝背，胸肌就會呈
現「縮短」的狀態。當這個狀態持續，肌肉就會緊繃或受損，但如果多做
胸部的肌力運動，就能延伸肌肉，也能讓受損的肌肉恢復。所以建議駝背
的人一定要練肩和練胸。

胸肌就如下頁的【圖007】所示，連結了胸骨、鎖骨以及上臂骨（肱

骨），比想像中的範圍還要長。因此做胸部運動時，活動範圍要比自己所意識到的更大，讓肌肉充分延伸和收縮。這時的重點是要依照肌肉的紋理收縮。在【圖007】中，上胸是從斜下方連到上方，中胸是水平的，下胸是從斜上方連到下面。上胸運動的正確方法是手肘彎曲的狀態下，依照肌肉的紋理從下往上，往斜上方舉起，讓肌肉收縮。

圖007 胸部肌肉

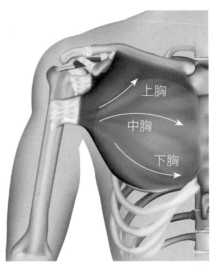

胸大肌是大範圍覆蓋胸部上側和前側的大扇形肌肉，以女性來說，胸大肌的中胸和下胸的中間有「乳房」這塊脂肪層。

打造女性完美胸型的運動菜單

做胸部運動時，請依序從上胸開始再到中胸。這是因為上胸肌比中胸肌更小，如果先從較大的中胸開始運動，就很難找到能刺激上胸肌的地方。

男性和女性胸肌最大的不同點，在於女性的胸肌前面有哺乳所需的胸小葉、乳腺、乳管等，所以會有「乳房」這塊脂肪層來保護這些部位。通常大家說胸部下垂的部位就是指乳房。上了年紀之後，在重力的影響下，胸部會自然下垂，但如果做胸肌運動，就能讓下垂的肌肉往上提。

乳房比我們想的位置還要更下方（位於胸大肌的中胸和下胸中間）。所以做上胸運動能讓上胸肌變大，自然而然也能讓下垂的脂肪層（乳房）往上提。中胸位於乳房後面，因此就算是做同樣的運動，也很難看出明顯的效果，所以訓練中胸時要搭配上胸一起，這樣效果才會好。女性也可以

跟男性一樣練出胸肌，只不過因為男女之間荷爾蒙的差異，會讓肌肉增厚的速度變慢。

偶爾會有人擔心做胸部運動會減掉胸部脂肪，但這是絕對不可能的事。胸部運動在各方面來說真的是對女性很好的運動，請一定要把胸部運動加到運動菜單中，不僅減重效果更好，也能打造出有彈性的胸部（下一頁會接著介紹胸部運動菜單）。

動作一／上胸／

上斜臥推 Incline Bench Press 12下×4-6組

1 在正式運動開始之前，請先用空槓暖身15下。預備動作為躺在臥推椅上，肩膀下沉、把胸部推出去。請注意，肩膀一定要固定好位置，做動作時如果將肩膀抬起，就會用到肩膀的肌肉，而非胸部的肌肉。

2 雙手握槓鈴的間距，要比肩膀的寬度再寬3公分左右。若雙手間距太窄，就可能是由手肘負重而感到疼痛。放下槓鈴時，位置要擺在略低於鎖骨的地方。做這個動作時要注意，手腕不可彎曲。

3 手臂伸直舉起槓鈴，然後往下放到快碰到胸部的程度。反覆做這個動作時，請確認手肘的位置。如果舉起槓鈴時手肘往外開，就會用到肩膀的肌肉，而非胸部的肌肉。如果要正確地使用胸部肌肉，手肘放下時要直直向下才行。

4 舉起槓鈴時要快，放下時則要慢，請反覆執行這個動作。暖身後，以能夠勉強做12下的重量開始，之後每次增加5公斤（初學者2.5公斤），共做4-6組。

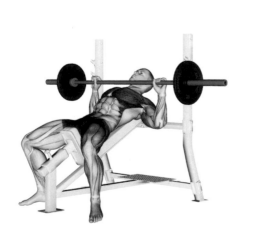
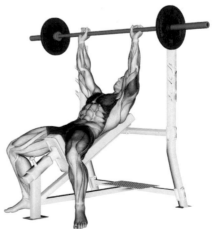

動作二 / 中胸 /

平躺臥推 Flat Bench Press `12下×4-6組`

1 設定的重量跟上斜臥推一樣。預備動作為躺在臥推椅上,肩膀下沉、把胸部推出去。雙手握槓鈴的間距,要比肩膀的寬度再寬3公分左右。

2 手臂伸直舉起槓鈴,然後往下放到快碰到胸部的程度。反覆做這個動作時,請確認手肘的位置。如果手肘和肩膀呈一直線,就會用到肩膀的肌肉,而非胸部的肌肉。因此,手肘放下的位置要比肩膀稍微低一點。

3 做平躺臥推時,要連胸部內側的肌肉都用到。如果想訓練內側的肌肉,舉槓鈴時就要想像將胸部肌肉往內擠,讓肌肉確實收縮。

4 舉起槓鈴時要快,放下時則要慢,請反覆執行這個動作。

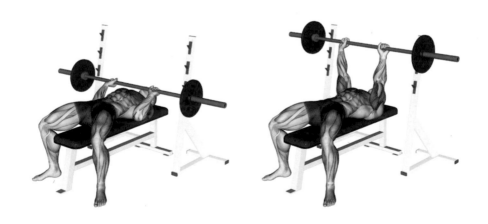

▶ **FITVELY 頻道**
手機掃描QRCODE,觀看詳細影片解說!
專為女性設計的胸部運動菜單,不做妳就虧大了!

YouTube電腦版CC字幕功能:右下角【設定】→【字幕】→【自動翻譯】→【中文(繁體)】

連肌肉內側都能刺激到的胸部運動

胸大肌覆蓋胸部上側和前側，延伸到手臂骨，呈現寬闊的扇形。這意味著運動範圍要延伸得夠長，才能讓肌肉充分延伸和收縮。訓練胸肌時務必追求動作正確、確實刺激到肌肉，才能塑造出飽滿的胸型。

　　有些人會不滿意自己的胸部形狀，或是煩惱胸部中間看起來空空的。這時候建議配合坐姿胸推和延伸型胸部運動，就能打造出豐滿的胸部。

　　做胸部運動時，不要一味追求大重量，最重要的是要先瞭解如何正確使用肌肉。胸肌的範圍相當寬闊，一直延伸到肩膀的位置，所以如果要確實刺激肌肉，運動範圍要延伸得夠長，才能讓肌肉充分延伸和收縮。胸部中間之所以看起來有空隙，是因為胸部內側肌肉沒有正確收縮。若做了胸部運動卻感到肩膀痠痛，很有可能是沒有確實使用到胸肌，而是用肩膀的肌肉出力。有這種情況的人，建議練習以下三種胸部運動。

坐姿胸推 Seated Chest Press 　12下×5組

1 做坐姿胸推時，一般人最常犯的錯就是在聳肩的狀態下運動。如果聳著
肩膀運動，就無法有效刺激胸肌，會變成肩膀負重，練完會感到肩膀疼
痛。正確的預備姿勢是挺胸、肩膀下沉、肩胛後收。如果在肩膀內縮、
脊椎彎曲、駝背的狀態下推器材，就無法正確使用胸肌。

2 胸肌不是水平的，上胸和下胸都是斜的，所以推器材的時候要感覺斜斜
地推，這樣才能連胸部肌肉的內側都刺激到。做完暖身（一組）15下之
後，再以能勉強做12下的重量開始慢慢增加重量，共做五組。

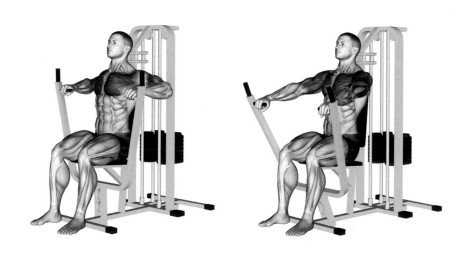

▶ **FITVELY 頻道**
手機掃描 QRCODE，觀看詳細影片解說！
胸肌訓練沒感覺？教你高效率鍛鍊胸肌

YouTube電腦版 CC 字幕功能：右下角【設定】→【字幕】→【自動翻譯】→【中文（繁體）】

臥推 Bench Press　12下×5組

1 臥推是能夠綜合性強化上半身的運動。躺在臥推椅上時，預備動作是肩膀下沉、肩胛後收並挺胸。在手肘下垂的狀態下，雙手手臂從下往上推，舉起槓鈴時感覺胸部往斜前方擠，刺激胸部中間。

2 有些人肩胛後收時會過度伸展腰部，如果沒有腹肌，腰部很可能會受傷。這種時候可以把雙腳放在臥推椅上，讓腰部碰到臥推椅，防止腰部受傷。

3 雙手握住槓鈴的寬度要比肩膀寬度稍微寬一點，才能增加活動範圍，這樣也更能刺激到胸部內側的肌肉。進階者一開始可以握寬一點，然後逐漸縮短握距，刺激多個部位。不過注意不要握得太窄，否則可能會變成手肘負重。舉起槓鈴後要慢慢地往下放，放到比心口高一點點的地方。設定的重量跟前一頁的坐姿胸推相同。

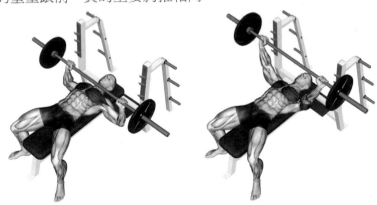

▶ **FITVELY 頻道**
手機掃描 QRCODE，觀看詳細影片解說！
初學者必看！臥推的重點整理

YouTube 電腦版 CC 字幕功能：右下角【設定】→【字幕】→【自動翻譯】→【中文（繁體）】

115

蝴蝶機夾胸 Chest Fly Machine 　12下×5組

1 蝴蝶機夾胸是能有效鍛鍊胸部內側肌肉的運動。預備動作是肩膀下沉、肩胛後收並挺胸。注意，一定要維持開胸夾背的狀態，動作的過程中都不要移動肩膀的位置。

2 要感覺雙手就像抱樹幹一樣，讓手臂往前合起，想像用手肘帶動動作，而不是雙手在出力。張開手臂時，要讓胸部擴張，才能讓胸部內側肌肉也有效收縮。張開時不要利用反作用力，每一個動作細節都要以肌肉的力量收縮並延伸。設定的重量跟坐姿胸推相同。

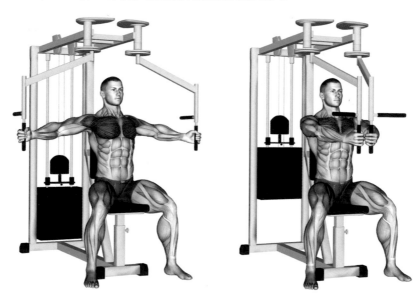

▶ **FITVELY 頻道**
手機掃描QRCODE，觀看詳細影片解說！
正確的蝴蝶機夾胸讓你練出胸肌中縫線

YouTube電腦版CC字幕功能：右下角【設定】→【字幕】→【自動翻譯】→【中文（繁體）】

打造女性性感直角肩的肩部運動

負重的肩上推舉能刺激正面的肩膀，側平舉則是刺激側面的肩膀，請依這個順序做肩部訓練，如此一來就能塑造出修長又結實的肩膀線條。

女性如果透過肩膀訓練塑造出美麗的一字肩或直角肩，看起來就會有臉變小、腰變細的效果。做肩膀運動時，請先做大重量的肩上推舉，強力刺激肩膀。之後再做側平舉刺激側面的肩膀，只要依照這個順序做肩部訓練，就能塑造出美麗又好看的肩膀肌肉。

一開始做肩膀運動時，最好能在不同的時間點做肩上推舉和側平舉這兩個動作，用正確的姿勢清楚感受到側面的肩膀和正面的肌肉被刺激的感覺。知道如何正確刺激肩部肌肉之後，就請照著肩上推舉和側平舉的連續動作菜單運動。

肩上推舉 Shoulder Press 15下×4～6組

1 握槓鈴時，握距比肩膀略寬一點，讓手肘保持直角九十度。雙手間距如果太窄，放下槓鈴時，重量會集中在手肘上。

2 舉起槓鈴時，要儘可能把手臂舉高。肩膀肌肉並沒有我們想得那麼長，所以重點是要正確地收縮，不過要儘量伸直手臂，才能讓整個肩膀收縮。放下時，只要到肩膀的高度即可。這時如果放得太低，肌肉就會放鬆，由其他部位負重。

3 直直舉起槓鈴後，請從相同的軌跡放下來。放下槓鈴時，如果手肘往後傾，肩膀就會往前倒，變成是背後的斜方肌出力。如果肩胛骨後方會痛，就有很高的機率是手肘往後傾。

4 舉起槓鈴時要快，放下時則要慢，這樣才能正確刺激肩膀肌肉。

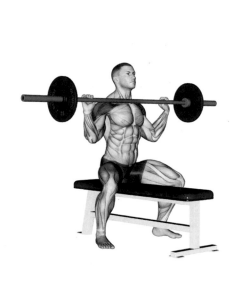
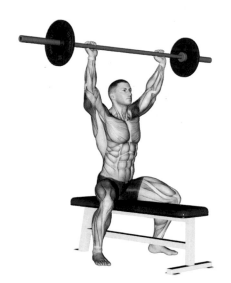

側平舉 Lateral Raise 15下×4～6組

1 請雙手握住啞鈴後舉起。這時如果手臂伸直，斜方肌就會出力，因此雙手舉起時，手肘要保持微彎，關節不可鎖死，減少斜方肌出力，只要舉到肩膀高度就好。如果舉起的高度超過肩膀，斜方肌就會出力。

2 放下手臂時，也只要到45度即可。肩上推舉也是一樣，如果放得太低，肌肉的緊繃就會放鬆。

3 舉起手臂時要快，放下時則要慢，請反覆執行這個動作。

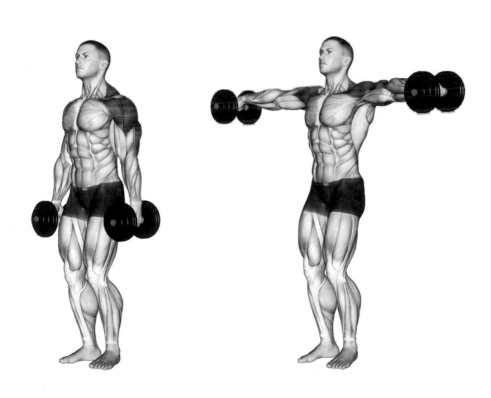

肩上推舉與側平舉連續動作菜單 30下×4組

如果連續做肩上推舉和側平舉，就能強力刺激肩膀。兩種運動一起做會比只做一種的強度更強，更能鍛鍊肩膀肌肉，打造出美麗的肩膀線條。肩上推舉和側平舉連續動作菜單共有四組，每一組的組間休息時間是30～40秒。如果很難各做15下，請調整重量和次數，讓肩上推舉和側平舉次數加起來總數為30下。

第一組	5kg 啞鈴肩上推舉15下 + 2kg 啞鈴側平舉15下
第二組	5kg 啞鈴肩上推舉15下 + 2kg 啞鈴側平舉15下
第三組	5kg 啞鈴肩上推舉15下 + 2kg 啞鈴側平舉15下
第四組	3kg 啞鈴肩上推舉15下 + 3kg 啞鈴側平舉15下

▶ FITVELY 頻道
手機掃描QRCODE，觀看詳細影片解說！
塑造出直角肩的運動菜單

YouTube電腦版CC字幕功能：右下角【設定】→【字幕】→【自動翻譯】→【中文（繁體）】

打造男性厚實寬肩的
運動菜單

肩膀部位的肌肉稱為三角肌，分為正面、側面和後面三個部分。因此練肩的時候，必須要平均刺激三個部位。如果只刺激一個部位，就只有特定肌肉進步，肩膀的形狀不會好看，整體的大小也無法增加。

　　肩膀的肌肉跟胸肌或背肌相比，屬於小肌群的範圍，所以比較不容易練壯，但只要分部位刺激，就能製造出厚實又寬大的肩膀。**肩膀運動菜單是先做主要運動的肩推（使用兩種以上的肩膀肌肉舉起大重量），然後再做平舉（以小重量高強度刺激）**。如果以這個菜單運動，就能分部位打造出立體的肩膀肌肉。

　　以下會介紹五種肩部運動，建議總次數不要超過25 組（初學者的上限是20組）。每一組的組間休息時間是40～60秒。做完菜單的運動後，請透過有氧運動燃燒重訓時累積的疲勞物質——乳酸，運動效果會更好。

動作一

啞鈴肩上推舉 Shoulder Press 8〜15下×5組

　　啞鈴肩上推舉是能刺激肩膀正面和側面的運動，如果使用啞鈴，活動範圍會比槓鈴更大，更適合刺激肌肉。第一組請以能做15下的重量暖身，第二組開始請一次增加10公斤（初學者一次5公斤），做8〜12下。如果10公斤太吃力，請休息後減少5公斤再繼續做。因為第二組可以用最大的能量運動，所以重點是要以能負荷的大重量消耗所有能量。不過，最後的第5組請以能勉強提起啞鈴的重量做完。

1 啞鈴肩上推舉的重點在於舉起啞鈴的角度。很多人都是在駝背的狀態下往斜上方舉，這樣肩膀就無法充分承受重量。如果想要有效刺激肩膀肌肉，預備動作是要挺直背部，啞鈴高舉過肩，與地面垂直。如果背部靠在臥推椅上，運動時會更穩定，也能以正確的姿勢運動，減少腰部的負擔。

2 舉起啞鈴時，感覺兩手往上方中間合起。這時重點並不是伸直手肘，而是要在舉起啞鈴時感受到肩膀肌肉收縮。放下手臂時，不要讓手肘低於肩膀。

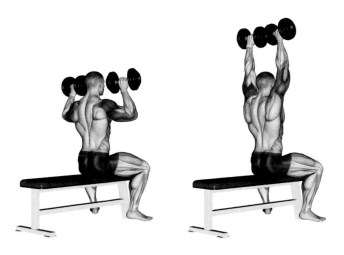

動作二

肩上推舉器材 Shoulder Press　6～12下 × 4組

　　用啞鈴做完肩上推舉之後，可以用穩定的器材刺激肩膀。如果做完自由重量（啞鈴肩上推舉）之後再接著做機械式器材，就能讓肩膀更緊繃。

　　第一組請選擇能做12下的重量，從第二組開始每次增加10公斤，做6～10下。重訓器材會比自由重量更穩定，所以能以更大的重量運動，最後的第四組要以能勉強舉起的重量來做。初學者選擇重量時應該會覺得很難，所以一定要記錄公斤數和次數，才能有效達成自己的訓練目標，對於擬定運動菜單也會更有幫助。

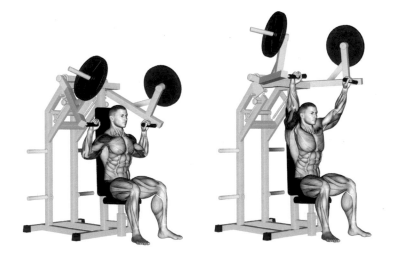

動作三

側平舉 Lateral Raise 6～12下 × 4組

　　這是使用啞鈴刺激肩膀側面肌肉的運動。請在手肘微彎的狀態下挺直背部，往兩旁舉起啞鈴。請小心，舉起啞鈴時不能高過肩膀，否則會用到背部的斜方肌。如果大拇指稍微往下，在刺激側面肩膀的時候就不會用到斜方肌。建議初學者坐在椅子上運動，因為坐著運動就不會用到其他肌肉，只會確實地刺激肩膀側面。

　　第一組請設定能做12下的重量，從第二組開始增加到能做6～10下的重量。請不要一味地增加重量，而是要感受看看肩膀側面有沒有被刺激到。如果沒有感覺，請在做完一組後，徒手做10下看看，確實感受一下肩部肌肉的刺激。

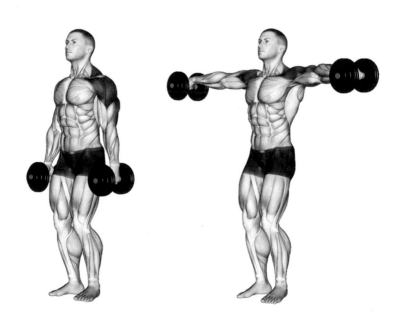

動作四 ─────

前平舉 Front Raise　8~12下×4組

　　這是刺激肩膀前側的運動。可自由選擇使用啞鈴或槓片，但槓片能讓人更集中刺激肩膀前側的肌肉。請雙手抓著啞鈴（槓片），手肘微彎，以身體稍微往前彎的狀態抬起啞鈴。重點在於抬起啞鈴（槓片）時，要把重心放在腳掌前方，只使用肩膀前側的肌肉用力（不要用到腰部的力量）。第一組請設定能做12下的重量，第二組開始再增加到能做8~10下的重量，共做四組。

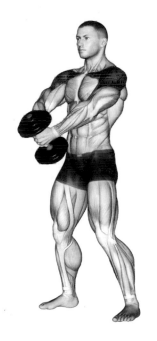
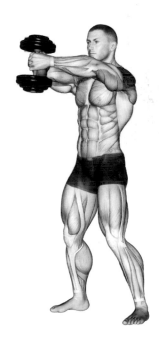

動作五

反向蝴蝶機 Reverse Pec Deck Fly 　10～12下 × 4組

　　這是刺激肩膀後方肌肉的運動。因為肩膀後方的肌肉較難刺激，所以這個動作只推薦給中階者或進階者，初學者只要做到前平舉就可以了。第一組請設定能做12下的重量，第二組開始增加到能做10下的重量。

　　做反向蝴蝶機時，胸部不要貼在機器上貼太緊，屁股要稍微往後坐，以前傾的狀態拉動器材。拉動器材時，如果手肘垂下來，就無法刺激到肩膀後方的肌肉，所以手肘要稍微往上抬。拉動器材時，請在背部挺直的狀態下張開手臂。

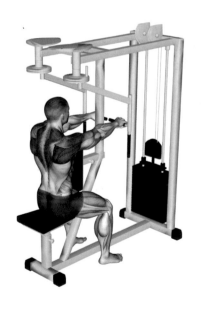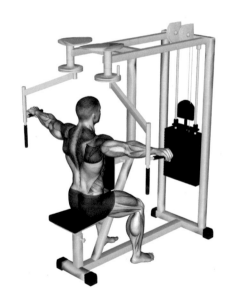

▶ FITVELY頻道

手機掃描QRCODE，觀看詳細影片解說！

打造完美三角肌的肩部運動菜單

YouTube電腦版CC字幕功能：右下角【設定】→【字幕】→【自動翻譯】→【中文（繁體）】

打造女性迷人美背＆腰線的運動菜單

腰背運動菜單中的主要運動是「硬舉」。硬舉會使用到全身的肌肉，提升能量代謝，因此能有效減肥。如果目標是增加肌肉，那麼請減少組數、增加重量，建議每一組的組間休息時間控制在 45 ～ 55 秒。

　　硬舉是以槓桿原理舉起大重量的運動，把大腿作為力臂，利用槓桿原理使出很大的力氣。硬舉的優點是，運動時可以用到上半身、下半身和全部的核心肌肉，所以能達到高能量代謝。做硬舉時有些女性會擔心，會不會因為重量太重而導致肌肉變粗壯，但這是不可能的。如果要練出像黑熊一樣的寬闊背部，必須提起非常重的重量。此外，女性的睪固酮（男性荷爾蒙）指數很低，所以不會像男生一樣長出大肌肉。

動作一

暖身＋硬舉 Deadlift 12～15下×5組

1 在正式運動之前，要先以空槓暖身15下。暖身的目的是刺激身體、喚醒全身肌群。雙腳張開與肩同寬，雙手的握距也大約是肩膀的寬度。

2 預備動作為肩膀下沉、挺胸、背闊肌用力（背部兩側夾緊），然後彎曲膝蓋，把重心放在腳掌前側。像鞠躬一樣彎曲上半身，站起時的重點是感受到背闊肌一直是緊繃的，注意要持續挺胸、不可拱背。上半身站直後不要停下來，要立刻彎下去。

3 做完暖身後，請以能勉強做12下的重量開始做四組，每組增加5公斤（初學者是2.5公斤），含暖身總共做五組。

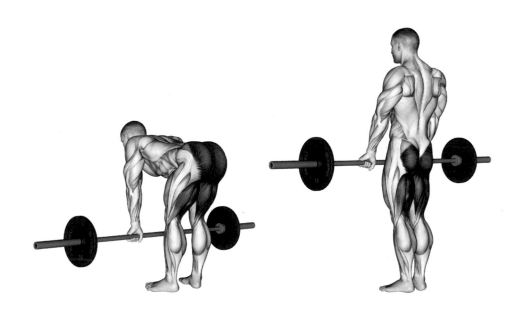

動作二 —————————————————

滑輪下拉 Lat Pull-Down 12～15下×4組

1 滑輪下拉是強化背闊肌的運動，女性如果練好背闊肌，視覺上會有讓腰變細的效果。雙手握距比肩膀稍微寬一點，大拇指要確實握住。如果握距太寬，背部肌肉就無法收縮。預備動作為肩膀下沉、背部肌肉收縮、背闊肌出力。

2 拉下把手時，肚子要出力，以免腰部往後傾。要拉到上胸的位置，才能讓背部肌肉穩定收縮。注意，如果拉到比上胸更低的位置，就會變成是其他部位負重。

3 手臂放下時不要拉到太低的位置，感覺手肘碰到肋骨即可。這時要注意，手肘不要往後傾。請設定能勉強做12下的重量做四組。

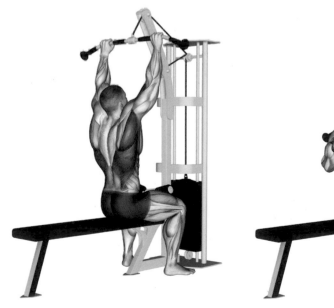
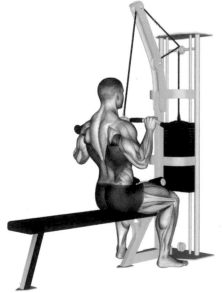

動作三

坐姿划船機 Seated Row Machine 　12下×4組

1 目前為止做的都是延伸肌肉的運動，現在要做收縮肌肉的運動。拉動器
材的把手時，請把身體重心放在後側。

2 每一次拉動把手時，都要專注於背部肌肉的收縮，感覺手肘往下，肩胛
骨往後夾。注意不要使用肩膀和手臂的力量，否則會用到斜方肌。請設
定能勉強做12下的重量做四組。

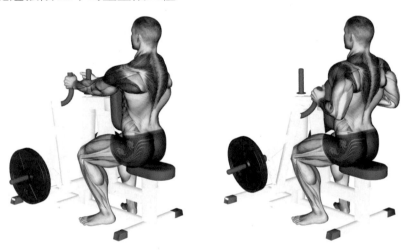

動作四

背部伸展 Back Extension 　12下×4組

1 預備動作是臀部出力，才能穩定核心、保護腰部，不讓身體晃動。如果
抬起上半身時抬得過高，可能會造成腰部的負擔。所以彎下上半身時請
儘可能彎低，起來時抬至適當的高度即可。

2 抬起上半身時，要感受到背部的豎脊肌（沿著脊柱兩側的肌肉）、臀

部、大腿後側的部位被刺激。呼吸方面，請一邊吐氣、一邊快速抬起上半身；彎下時，請一邊吸氣、一邊慢慢彎下。

3 如果第一組太輕鬆，那麼請從第二組開始把槓片（重量）抱在胸前，這樣刺激肌肉的效果更好。

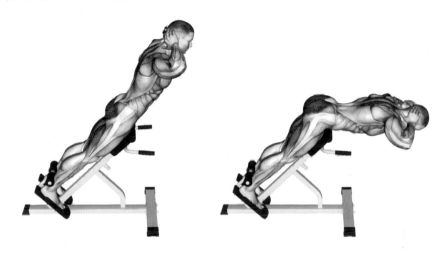

▶▶ 有氧運動

做完以上四組動作後，請透過有氧運動燃燒重訓時累積的疲勞物質——乳酸。一般情況下，重訓之後的有氧運動時間最好能超過10分鐘，如果是在減肥，超過30分鐘的效果更好。建議不要做高強度的有氧運動，而是做室內腳踏車之類的低強度有氧運動。

▶ FITVELY 頻道
手機掃描 QRCODE，觀看詳細影片解說！
女性在健身房裡該如何練背？打造美背的運動菜單

YouTube電腦版CC字幕功能：右下角【設定】→【字幕】→【自動翻譯】→【中文（繁體）】

打造男女性緊實背肌的
運動菜單

即使無法做到引體向上，也可以透過滑輪下拉刺激上背、中背和下背。使用不同的握法，就能刺激背部不同的肌肉，一個器材就能同時鍛鍊多個部位。

　　在這個運動菜單裡，光使用滑輪下拉一個器材就能打造出背影殺手般的背肌。運動時可以替換成正握、中立握、反握，刺激背部肌肉的多個部位。做滑輪下拉時，訣竅是感覺用雙手的無名指出力，這樣就能有效刺激特定的背部肌肉。

　　每組的組間休息時間是45～55秒。如果第一天做的是「從上往下拉」的滑輪下拉，建議隔天做「從前方往後拉」的槓鈴或器材，這樣就能更快速鍛鍊背部肌肉。

動作一／上背／

滑輪下拉正握 Lat Pulldown Overhand Grip ⬛12～15下×4組⬛

　　一開始的握距請握稍微寬一點，等組數增加後再逐漸縮短握距。寬握會刺激上背的背闊肌，窄握則是刺激下背的背闊肌，活動範圍也會變得比較大。

1 預備動作為肩膀下沉、背部肌肉收縮、背闊肌出力。請將把手拉到胸部上方的鎖骨，讓背部肌肉收縮。拉下把手時，感覺手肘碰到肋骨。這時要特別注意的是，手肘不要往後傾。

2 將把手放回起始位置，此時不可以放掉重量。握把放回時也要維持肌肉延伸的緊繃感，感覺背部肌肉擴張。

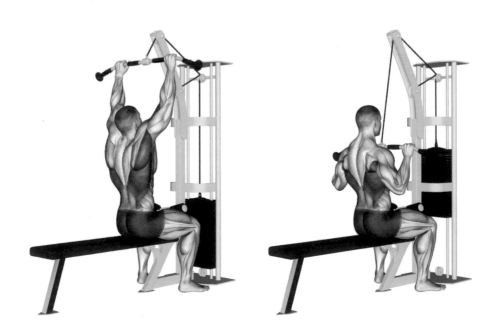

3 第一組請設定能做 15 下的重量暖身，第二組開始以能做 12 下的重量，持續做三組。一組結束後休息時，請持續徒手操作相同動作，讓背部肌肉持續收縮，就能在做下一組時維持緊繃感。

動作二／中背、下背／────────────────

滑輪下拉中立握 Lat Pulldown Neutral Grip 　12下×3組

　　這種握法的雙手間距會比正握更窄，能刺激背部肌肉內側的中間和下面。中立握把本身較窄，往下拉時能拉得更低，幫助背肌收縮。往下拉時，不要用整隻手的力量拉，如果感覺是以無名指往下拉，背肌就能收縮更多。請設定能做 12 下的重量做三組。

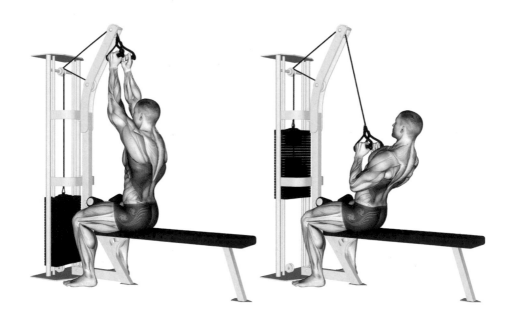

動作三 / 下背 /

滑輪下拉反握 Lat Pulldown Underhand Grip `12下×3組`

反握時，可以將把手拉得更低，刺激到下背的肌肉。這時如果雙手握距太寬，肌肉無法有效收縮，所以把手的間距要窄一點，垂直向下拉。請設定能做12下的重量做三組。

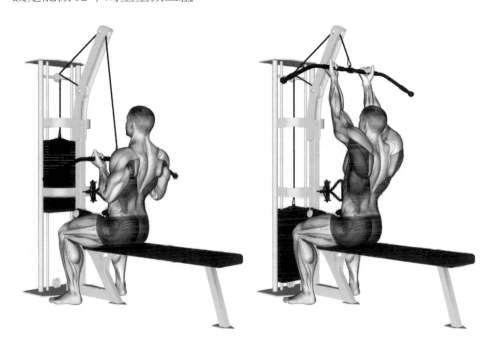

動作四

單手滑輪下拉 Single Arm Lat pulldown `20下×3組`

這個運動是單手握住握把後往下拉，在滑輪下拉的動作中是活動範圍最長的，能夠讓深層的肌肉收縮，塑造出美麗的背部線條。要設定能做20下的小重量單手做，這樣才能感受到最多刺激。

　　坐著的時候要將半邊的身體（沒有動作的那一邊）離開椅墊，下拉時要讓手肘碰到肋骨旁，增加活動範圍。如果在訓練背肌時遇到停滯期，或是想要打造出更美的背肌曲線，這個單手運動非常有效。雙手各做一次算一組，總共要做三組。

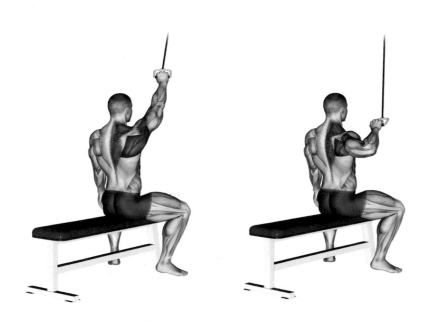

▶ **FITVELY 頻道**
手機掃描QRCODE，觀看詳細影片解說！
四種握距＆握把，徹底活用滑輪下拉雕塑背肌

YouTube電腦版CC字幕功能：右下角【設定】→【字幕】→【自動翻譯】→【中文（繁體）】

讓男性手臂壯碩、 女性手臂緊實的運動

擁有結實的上臂常被認為是身材壯碩的象徵,這個部位的學名是「肱二頭肌」。槓鈴是能訓練二頭肌的代表性運動,可以透過不同的握把位置,確實鍛鍊到內側和外側肌肉。

圖008
肱二頭肌

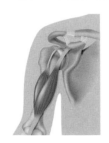

肱二頭肌分為短頭和長頭,共有兩個部分。

俗稱為二頭肌的手臂肌肉群,學名為肱二頭肌(Biceps Brachii),是手臂肌群中最突出的肌肉,也是訓練後膨脹很有感的部位之一,通常是男生或是健身新手最喜歡練的一個部位!女生訓練二頭肌可以讓手臂線條更好看,整體的美感也會大幅提升。

　　槓鈴是能訓練二頭肌的代表性運動。二頭肌可分為內側(短頭)和外側(長頭)兩個部分,訓練時要平均刺激到內外側,才能塑造出渾圓又龐大的二頭肌。不同的握把位置,內側和外側肌肉被刺激到的部位也

會不一樣，建議寬握距、與肩同寬握距與窄握距這三種握距要交替進行。

❶ 槓鈴寬握距

握距比肩膀更寬的寬握距，能有效強化二頭肌內側肌肉。預備動作為雙手握著槓鈴時，手肘緊貼著身體兩側，上半身微微往前彎。如果上半身站得直直的，就會用到斜方肌的力量。

手肘稍微往前抬起再舉起槓鈴，感覺用無名指握住槓鈴。舉起和放下槓鈴時，手腕要稍微往內彎。如果放下槓鈴時手腕伸直可能會受傷，二頭肌也會放鬆。舉起槓鈴時要快，放下時則要慢。

❷ 槓鈴與肩同寬握距、窄握距

與肩同寬的握距能強化二頭肌中間附近的肌肉，握距比肩膀寬度稍窄的窄握距則能有效強化二頭肌外側肌肉。

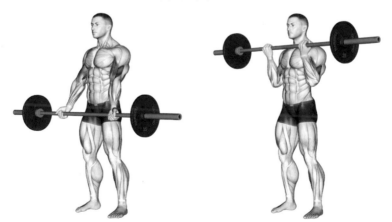

▶ **FITVELY 頻道**
手機掃描 QRCODE，觀看詳細影片解說！
讓男人手臂壯碩、女人手臂變美的運動

YouTube 電腦版 CC 字幕功能：右下角【設定】→【字幕】→【自動翻譯】→【中文（繁體）】

做腹部運動
就能瘦小腹嗎？

透過捲腹或抬腿等腹部運動雖然可以瘦小腹，但這只適合運動到一定程度的人。如果想要瘦小腹，做大肌群重訓搭配有氧運動，會比單純做腹部運動更有效。

有人為了瘦小腹就狂做腹部運動，但事實上，就算你每天都認真做捲腹、抬腿之類的腹部運動，也無法真正消滅小腹。因為世界上並沒有針對特定部位的減肥方式，如果要瘦小腹，就要做大肌群重訓搭配適當的有氧運動，之後再做腹部運動才會有效。

如果不想讓小腹凸出，或是想在短時間內甩掉小腹，那麼重點是擬定能夠燃燒脂肪的運動菜單。運動時會最先把碳水化合物作為能量來源使用，所以一開始先進行大肌群運動（蹲舉、硬舉、坐姿胸推、伏地挺身）30～40分鐘耗盡碳水化合物，之後再做有氧運動40分鐘，這種「先重

訓、再有氧」的方式最能有效燃燒脂肪。做大肌群運動時，尤其是做像蹲舉這種下半身運動時，因為運動範圍很大，相對地就能消耗許多能量。

　　若透過運動和飲食控制成功減掉腹部脂肪，原本有肥肉的位置就會出現空缺，只要吃多了很可能又會復胖，這時就要做腹部運動來增加肌肉彈性，避免再度長出肥肉。我很推薦的腹部運動是捲腹，比起傳統的仰臥起坐更集中在腹部肌肉上，可以訓練出女性最嚮往的「馬甲線」和「川字腹肌」。腹部運動不只可以增加腹部的彈性，也是能鍛鍊核心的好運動；不管做任何部位的運動，在核心收緊的狀態下運動是非常重要的。

一次解決
上下腹肌運動

> 腹肌的運動有非常多，其中最推薦的運動是懸吊抬腿和坐姿抬腿，這兩個動作能同時訓練到上腹部和下腹部。除此之外，臥推椅捲腹、抬腿和全棒式，都是能有效強化腹肌的運動。

　　以下介紹五個能塑造腹肌的代表性運動。懸吊抬腿推薦給想在短時間塑造出厚實腹肌的人，抬起雙腿的運動能強烈刺激腹肌，刺激越大表示會增加越多的肌肉。

　　坐姿抬腿是坐在臥推椅上的運動，能強化腹肌但不會造成腰部疼痛。坐在臥推椅上、手臂往後撐並抬起雙腿的動作能同時刺激上腹部和下腹部。除此之外，我也很推薦臥推椅捲腹、抬腿和全棒式，這些都是能有效訓練出腹肌的運動。

懸吊抬腿 Hanging Leg Raise 　20下×5組

1 雙手握槓的距離請比肩膀稍微寬一點。抬起雙腿的高度越高，越能刺激上腹。做懸吊抬腿時最重要的一點，是要注意身體不可前後晃動。請在核心用力、固定上半身的狀態下抬起雙腿，再慢慢放下。如果太快放下，身體就會晃動。

2 如果腰部會痛，核心就會因為雙腿太快放下而無法出力，導致身體晃動。即使雙腿慢慢放下，身體還是會晃動的話，那麼請練習讓雙腿稍微碰到地面再抬起。身高不夠高的人，可以使用階梯踏板輔助。

3 在雙膝稍微彎曲的狀態下抬起雙腳然後往下放，就能因為活動範圍減少而讓動作變得更流暢。初學者如果沒辦法抬起雙腿，可以彎曲膝蓋，以膝蓋蜷縮的方式替代，將膝蓋往肩膀的方向提起。運動時的呼吸也很重要，光是在抬起雙膝時專心吐氣，也能讓肌肉強烈收縮。

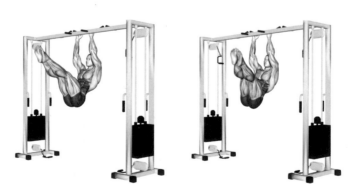

▶ FITVELY 頻道
手機掃描 QRCODE，觀看詳細影片解說！
最快速、最有效打造腹肌的腹部運動

YouTube 電腦版 CC 字幕功能：右下角【設定】→【字幕】→【自動翻譯】→【中文（繁體）】

坐姿抬腿 Seated Knee-up 20下 × 5組

1 預備動作是坐在臥推椅上、手臂往後撐起，抬起雙腿的動作能同時刺激上腹和下腹肌肉。做這個動作時，如果腰挺得太直，腰部可能會更用力，進而引發疼痛。注意要在上半身往前彎、腹部收縮的狀態下抬起雙腿，才能強化上腹和下腹肌肉，並避免腰痛。

2 膝蓋越彎，動作越輕鬆，效果越弱；相反地，若膝蓋越直，刺激腹部的力道就會越強。如果手臂過於靠近身體，活動範圍就會減少，因此請試著讓手臂的位置往後一點，讓上半身可以稍微往後躺，這樣就能增加活動範圍，用到更多腹肌的力量。想提升運動強度時，試著將雙腳交替抬起。請在抬起雙腳時吐氣、放下時吸氣，確實收縮腹肌。

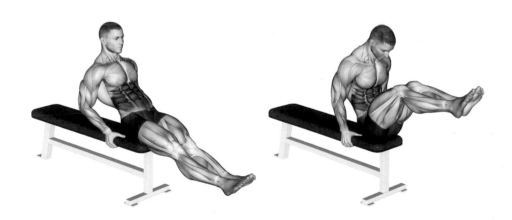

▶ **FITVELY 頻道**
手機掃描 QRCODE，觀看詳細影片解說！
腹肌鍛鍊必看！一次解決上下腹肌

YouTube 電腦版 CC 字幕功能：右下角【設定】→【字幕】→【自動翻譯】→【中文（繁體）】

臥推椅捲腹 Bench Crunch `20下×5組`

1 做捲腹時，如果脖子會痛，就是因為腹部沒有確實出力。請放鬆躺在地上，把雙腳放在臥推椅上。使用臥推椅能平均地刺激上腹，甚至是中腹的位置。在這個狀態下，把上半身往膝蓋的方向抬起，抬到45度左右。這時要確認腹肌有沒有捲起，以及上腹和中腹有沒有被刺激到。

2 抬起上半身時，要想著中腹有在出力，才能自然而然地刺激上腹。放下上半身時的動作要慢，不要放鬆緊繃的腹部，這樣肌肉才能達到離心收縮（在肌肉拉長的過程中，肌肉仍繼續保持出力的狀態）。

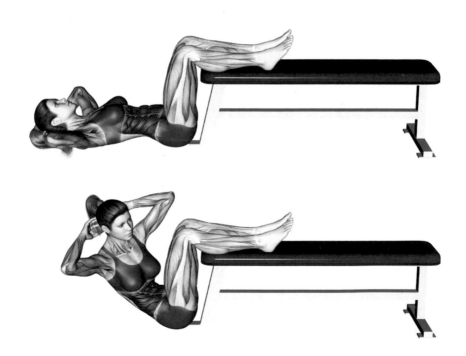

仰臥抬腿 Leg Raise `20下×5組`

1 一般人做仰臥抬腿時最常犯的錯誤，就是只注意腳的上下移動，卻沒有使用到腹部的力量。這麼做就只是做滿次數而已，無法刺激腹部肌肉。那麼，該如何正確刺激腹部肌肉呢？躺在地上時，重點是讓背部和腹部緊貼在地上，並注意不可以讓腰部離開地板。

2 初學者抬起大腿時，可以稍微彎曲膝蓋（如下圖），因為膝蓋伸得越直，負重就會越強，等到習慣動作後再慢慢讓膝蓋伸直。大腿放下時不要放得太低，讓腰部不會騰空即可，這時請專注於感受大腿、骨盆和下腹有沒有出力。放下大腿時要持續出力，有意識地慢慢往下放，才能做到離心收縮。

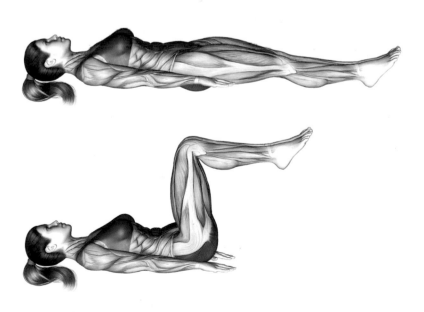

全棒式 Full Plank 20下×5組

1 請在趴著的狀態下用手肘撐地，手肘的位置在肩膀的正下方。這時雙手手臂不要呈一直線，要呈三角形才容易撐。

2 請把骨盆往前推，讓腰部和臀部呈一直線，才能感受到腹肌和核心的肌肉在用力。如果臀部高過腰部，腰部就會承受全部的重量，這樣就不是核心運動，變成只是在做腰部運動。肩胛骨收緊，視線往下看，也不要拱背或凹背。

3 全棒式跟捲腹、抬腿不同，肌肉並沒有收縮或延伸，但對於訓練持久力很有幫助。也就是說，核心越強，身體的平衡與肌力越穩定，越能減少韌帶和關節受傷的風險。

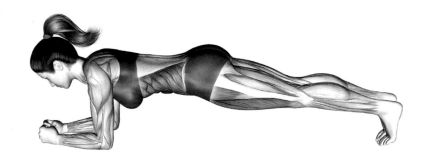

女性出現
臀部凹陷的原因

男性和女性身上最大的差異就是骨盆。正是因為骨盆的差異，女性才容易出現臀部凹陷的情況。雖然臀部凹陷的原因很複雜，但大致上可以分為「肌肉型」和「脂肪型」兩種。

　　我們經常會聽到用「蜜桃臀」來形容女性線條漂亮的屁股，大家都想塑造出有如水蜜桃般渾圓飽滿的屁股，想擺脫下垂的「梨形臀」。不過，許多女性都有「臀部凹陷」的困擾，導致臀線下移，看起來腿就會變短。

　　臀部凹陷分為兩種型態，分為「肌肉型」和「脂肪型」。肌肉型的臀部凹陷，即使天生屁股沒什麼肉，如果不做對運動，還是很難改善；脂肪型的臀部凹陷則是因為男女先天身材的差異所造成的。以下，我們來進一步瞭解如何藉由運動來改善臀部凹陷。

≫ 肌肉型臀部凹陷

圖009 臀部肌肉構造

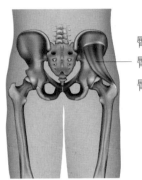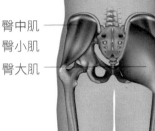

臀中肌
臀小肌
臀大肌

臀部肌肉分為臀大肌、臀中肌和臀小肌。肌肉型臀部凹陷出現的
原因，主要跟臀中肌有關。

在【圖009】中，臀小肌在臀部肌肉的最深層處，緊連著骨盆和大腿骨，最常於直立行走時使用。在臀小肌上面還有臀中肌，臀中肌可以說是引起臀部凹陷的最大原因。肌肉跟骨頭相連，所以肌肉當然會隨著骨盆的形狀改變。跟臀中肌相連的骨頭，如【圖009】所示是凹陷的，因此相連的肌肉形狀當然也會是凹陷的。因此，出現臀部凹陷是自然現象，尤其當臀中肌因運動不足而變弱時，凹陷的情況就會更嚴重。

如果訓練菜單中已經努力練臀，還是出現臀部凹陷的話，表示你很可能只有訓練到臀大肌，幾乎沒有動到臀中肌。由於臀大肌的面積比臀中肌更大，若只有臀大肌運動，那麼臀大肌會變得更大，臀部凹陷反而會更明顯。因此，如果之前都是以強化臀大肌的運動（蹲舉、弓箭步、橋式）為主，那麼請從現在開始，要加入可以強化臀中肌的運動（側抬腿、髖關節外展）。

　　臀中肌跟臀大肌連接骨頭的位置不同，所以做臀部運動時，腿抬往不同的方向，就會有不同的刺激。在【圖009】中，臀大肌占臀部後面全部肌肉中最大的範圍，所以把腿往後抬時，大部分是在刺激臀大肌；臀中肌位於臀部上側的兩旁，所以如果將大腿往側邊抬起，就能刺激到臀中肌。臀中肌比臀大肌的肌肉更小，增厚的難度比較高（並不是要增加肌肉纖維的數量，而是指增加每個肌肉纖維的厚度）；但相對地，如果運動時花更多心思在重量和肌肉的獨立出力上，就能打造出漂亮的蜜桃臀，不會有臀部凹陷的問題。

▶▶ 脂肪型臀部凹陷

　　女生的脂肪型臀部凹陷比男生更常見，原因在於男性和女性的骨盆形狀不同。請看下頁的【圖010】，比較男女性的骨盆會發現，男性的骨盆高度較高，越往下越窄；女性的骨盆較低，而且為了能放置子宮和卵巢，整體幅度較寬。在【圖010】中，女性骨盆上緣的蝶狀部位和下方大腿骨中間有塊凹陷，前面的內容有提到過，要先有骨頭，肌肉才能附著，但因為女性骨盆出現了這塊凹陷，使得附著於骨頭的肌肉形狀也往內凹，所以才會出現臀部凹陷的情況。

　　此外，女性和男性不同的是，脂肪容易堆積在子宮和卵巢附近（下腹兩側以及大腿內側），所以容易形成脂肪型臀部凹陷。如果要解決脂肪型臀部凹陷，首要的重點是減去全身的脂肪。因為以生理學的角度來說，不可能只有特定的部位瘦下來，而是要透過適當的有氧運動、肌力運動、飲食控制來減去全身的體脂肪。雖然只憑有氧運動和飲食控制也能減脂，但少了脂肪的位置可能很快就會再長出肥肉。因此想塑造出有彈性的臀部，一定要同時做像蹲舉、弓箭步、臀推這類肌力運動。

※ 圖010 男性和女性的骨盆形狀 ※

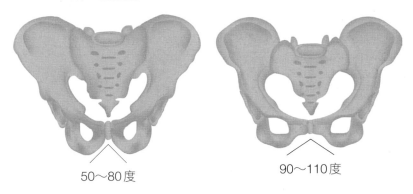

50～80度   90～110度

男性的骨盆高度較高，越往下越窄；女性的骨盆高度較低，整體幅度較寬。

打造女性蜜桃臀的
提臀運動菜單

> 提臀運動菜單之中，我最推薦的運動是臀推。先做臀推讓臀部感到疲勞，之後的運動就能高度專注在臀部上。正式運動時，每一組的組間休息時間為45～55秒。

　　臀推是能鍛鍊臀部肌肉，塑造出蜜桃臀的最佳運動。先做臀推讓臀部感到疲勞，這樣的訓練方式，以專業運動用語來說是「預先疲勞訓練法」。所謂的預先疲勞訓練法，是在訓練多關節動作之前，先刺激目標肌肉群使其疲勞（活化肌肉），之後再進行綜合運動。優點是增加目標肌肉的血流量，集中強化目標肌肉群。

　　做完臀部菜單的運動後，建議接著做有氧運動，才能繼續燃燒重訓時累積的疲勞物質——乳酸。一般情況下，重訓之後的有氧運動時間最好能超過10分鐘，如果是在減肥，超過30分鐘的效果更好。

動作一 ————————————————————————

臀推 Hip Thrust　12~15下 × 5組

1 預備動作為肩胛骨靠著臥推椅坐下，雙腳站得比肩膀略寬，膝蓋角度比九十度再大一點。將肩胛骨靠在臥推椅上，過程中不可上下移動。將身體固定在臥推椅上時，如果角度出錯，頸部和斜方肌就會疼痛。

2 第一組請先用空槓做15下，不要有重量。雙手握在槓鈴上，核心肌群用力，臀部用力往上夾緊，把骨盆推高，背部維持平坦，停留1~2秒後慢慢放下；臀部往下時，一邊蹲低、一邊想像要把髖關節折起來的感覺。臀部往下放時，**髖關節蹲得越低，活動範圍就會越大**，臀部也會受到更大的刺激。

3 第一組請先以空槓暖身，從第二組開始再增加重量（設定能做完12下的重量），含暖身共做五組。

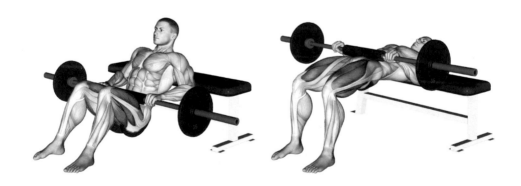

▶ **FITVELY 頻道**
手機掃描 QRCODE，觀看詳細影片解說！
使用史密斯機練習正確臀推姿勢

YouTube電腦版CC字幕功能：右下角【設定】→【字幕】→【自動翻譯】→【中文（繁體）】

動作二

分腿蹲 Split Squat `12～15下×4組`

1 做分腿蹲的時候請加上重量，不要徒手做。大腿膝蓋彎曲時，請讓膝蓋的位置固定在腳踝正上方。重心要放在大腿前側，才能刺激臀部肌肉。

2 彎下膝蓋時，請注意骨盆要保持中立位置，不要讓骨盆傾斜，脊椎也要挺直（上半身微往前傾的狀態）。做膝蓋彎曲後站起的連續動作時，要讓膝蓋和上半身固定在同一個位置上下移動。如果膝蓋和上半身前後晃動，就會有很高的機率是把重心放在大腿後側。

3 如果要透過分腿蹲刺激臀部肌肉，就要用到髖關節。如果沒有用到髖關節，就只會練到大腿的肌肉。彎下膝蓋、骨盆往後推的時候，要感覺髖關節往內折起。這麼一來，膝蓋就絕對不會超過腳尖。

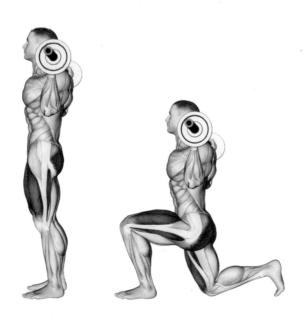

動作三

單腳硬舉 Single-leg Deadlift 12下×4組

目前為止都是做收縮肌肉的運動，現在輪到延伸肌肉的運動。臀部運動有分收縮運動（橋式、臀推、蹲舉）和延伸型運動（硬舉、單腳硬舉、背部伸展）。收縮型運動能讓臀部上緣更加飽滿，延伸型運動則是讓臀部和大腿（大腿後側）的肌肉分開，達到提臀的效果。

1 一般的硬舉是把重心放在前面，單腳硬舉則是把重心放在腳後跟，刺激臀部和大腿後側。

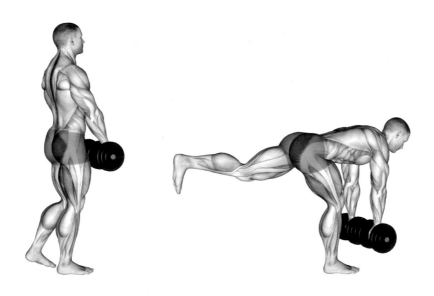

2 在單腳支撐身體的狀態下彎曲上半身、將另一隻腿往後抬。這時要固定好身體，不要讓上半身和腰部轉動。腳往後抬時，要感覺髖關節往後拉，骨盆往上收，這樣才能讓活動範圍增加。

3 如果腿抬得太高，骨盆就會歪向一邊，造成腰部疼痛。因此在彎低上半身時，腿不要抬得太高。請感受臀部正確地被刺激後再增加重量。兩腳各做12下算一組，共做四組。

▶ **FITVELY 頻道**
手機掃描QRCODE，觀看詳細影片解說！
煩惱屁股扁塌嗎？試試單腳硬舉

YouTube電腦版CC字幕功能：右下角【設定】→【字幕】→【自動翻譯】→【中文（繁體）】

動作四

背部伸展 Back Extension 　15下×4組

1 請把椅墊的位置固定在比骨盆稍微低一點的地方。彎下上半身時，要儘可能彎低，感覺完全包住椅墊，這樣臀部才能充分延伸。

2 抬起上半身時，請保持腹部收緊和肩膀下壓的狀態。如果腰部挺太直，就會減少臀部的收縮和延伸，也會造成腰部的負擔。重點是抬起時必須收縮大腿後側，彎下時則要儘可能彎低，讓大腿後側延伸。

3 練習這個動作時，可能會感覺大腿開始在發抖，但這時要注意，絕對不可以讓腳後跟離開踏板。

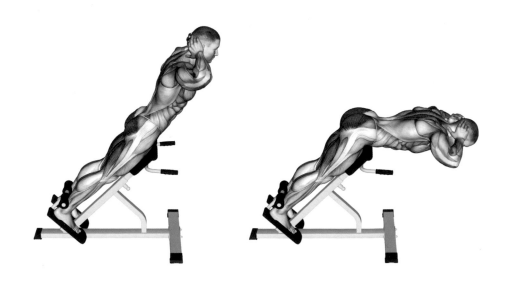

▶ **FITVELY 頻道**
手機掃描QRCODE，觀看詳細影片解說！
用背部伸展機練出翹臀
YouTube電腦版CC字幕功能：右下角【設定】→【字幕】→【自動翻譯】→【中文（繁體）】

▶ **FITVELY 頻道**
手機掃描QRCODE，觀看詳細影片解說！
四個訓練蜜桃臀的運動菜單與訣竅
YouTube電腦版CC字幕功能：右下角【設定】→【字幕】→【自動翻譯】→【中文（繁體）】

運動會
讓骨盆變寬嗎？

如果鍛鍊骨盆兩側的臀中肌，從大腿上側連接臀部的部分就會變寬，視覺上會有骨盆變寬、腰變細的效果。鍛鍊臀中肌時，建議使用彈力帶來做蹲舉和髖關節外展。

即使做再多運動，也不可能讓骨盆變寬。骨頭最多只會長到25歲，之後就不會再生長了。骨盆也是一樣，骨盆寬度是由基因決定的，無法透過後天的訓練改變。然而，如果透過運動鍛鍊肌肉，就有可能讓骨盆「看起來」比較寬。

跟骨盆相連的肌肉很多，但只要加強其中的臀中肌就行了。大腿往側邊抬起時，主要使用的肌肉就是臀中肌。如果透過運動加強這個肌肉，視覺上就會有骨盆變寬、腰部變細的效果。

臀中肌的範圍比臀大肌小，肌肉增厚的速度也比較慢。做下半身運動

⚅ 圖011 臀中肌 ⚅

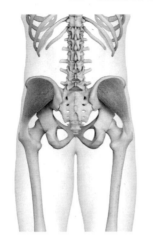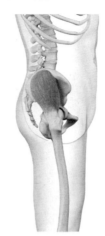

臀中肌是連接在骨盆兩旁的肌肉。如果臀中肌太弱，骨盆周圍看起來就會不飽滿，
或是出現臀部凹陷。

時，如果活動範圍太小，就無法確實刺激到臀中肌，做了運動也只有大腿
會變粗，結果造成視覺上大腿變短、腰部變長，而這並不是我們想要的結
果。因此，如果你目前為止所做的運動都只是在較短的活動範圍內，或是
你的臀部運動只有練習到大腿、沒有鍛鍊臀中肌，那麼建議在做下半身運
動之前，先做髖關節外展的動作，才能確實刺激到臀中肌。

另外，如果平常的下半身訓練只有做一般蹲舉，建議可以加入寬距深
蹲，就能蹲得更低來刺激臀中肌。做蹲舉時，如果套上彈力帶、雙腿站得
更寬一點，對於刺激臀中肌會更有幫助。

打造女性漂亮大腿曲線的
負重蹲舉

> 負重蹲舉能有效塑造出漂亮的下半身線條，調整視覺上臀部和大腿的比例。做蹲舉時，要蹲得很深，感覺髖關節往後拉，才能確實用到臀部肌肉。

　　有些女性會擔心在做蹲舉之類的下半身運動時，如果負重太大，就只有大腿肌肉發達、大腿會變粗。其實以自己能承受的最大重量來做下半身運動，反而能塑造出有彈性的美麗大腿線條。不要每次都只是徒手做蹲舉，偶爾也要負重，這樣才能讓全身都長肌肉，並且讓肌肉增厚。

　　如果是用自由重量做負重蹲舉，建議的運動菜單如右頁的表格。一開始先暖身，之後做四組（含暖身共做五組），每次增加5公斤（初學者是2.5公斤）。蹲舉時，不要只是用大腿出力，腹部的核心肌群也要持續繃緊。特別要注意的是，如果肚子沒有出力，身體過於前傾，膝蓋和腰部就

可能會受傷。

　　每組之間的休息時間是30～40秒。每次的組間休息時，如果太喘，就請加快呼吸速度，因為氧氣供給越多，新陳代謝就會越好，所以有意識地多多呼吸，會幫助下一組的運動表現。

第一組 （暖身）	15下	平常有運動習慣的人請用空槓，初學者請徒手暖身。暖身的目的是讓身體熱起來，讓血液集中到大腿，增加大腿的緊繃感，降低受傷危險。預備動作是雙腿站得比肩膀稍寬，蹲下去的時候要蹲得夠深，感覺髖關節往後拉，這樣才能確實用到臀部肌肉。肚子和背部的豎脊肌（沿著脊柱兩側的肌肉）也要出力，讓身體挺直。
第二組	12下	設定能勉強做12下的重量
第三組	10下	增加5公斤（初學者2.5公斤）
第四組	6～8下	增加5公斤（初學者2.5公斤）
第五組	3～4下	增加5公斤（初學者2.5公斤） 舉起大重量時，戴上重訓腰帶運動會更安全。因為運動的過程中，萬一肚子瞬間放鬆，可能會造成腰部受傷。如果沒有重訓腰帶，請在運動時握著輔助安全握把。

▶ FITVELY 頻道
手機掃描QRCODE，觀看詳細影片解說！
女性練負重蹲舉，讓大腿曲線更漂亮！

YouTube電腦版CC字幕功能：右下角【設定】→【字幕】→【自動翻譯】→【中文（繁體）】

女性下半身更容易肥胖的原因

女性的下半身比上半身有更多會累積脂肪的「α 型接受器」。α 型接受器會抑制脂肪分解，讓脂肪累積在下半身，所以女性的下半身才會容易變胖又很難減肥。

　　女性下半身肥胖的比例多於男性，是受到脂肪細胞和荷爾蒙的影響。首先我們先來瞭解脂肪細胞，脂肪細胞的表面附著了控制脂肪出入的「α 型接受器」和「β 型接受器」。α 型接受器會抑制脂肪分解，讓脂肪累積在脂肪細胞；相反地，β 型接受器會幫助脂肪分解，讓脂肪排出脂肪細胞，作為能量使用。如果 α 型接受器啟動就會變胖，如果 β 型接受器啟動就會變瘦。α 型接受器和 β 型接受器分布的部位不同，但女性的下半身比上半身有更多會累積脂肪的 α 型接受器，所以下半身才會容易變胖又很難減肥。

除此之外，女性下半身的脂肪跟女性荷爾蒙——黃體素和雌激素有關。青春期後，女性臀部和大腿的皮下脂肪會增加，而卵巢所分泌的黃體素會抑制下半身的脂肪分解，所以到了青春期，臀部就會開始變大。此外還有雌激素的影響，雌激素會為了預備懷孕和生產，在臀部、大腿和下腹等部位累積多餘脂肪。之後隨著年紀漸長、到了中年時，黃體素和雌激素的分泌就會減少，所以相較於下半身肥胖，更年期以後更容易出現腹部肥胖的情況。

擺脫下半身肥胖的
運動菜單

> 下半身最主要的大肌群運動是負重蹲舉和機械式腿推。因為目的是減重，所以請用小重量、增加次數的方式進行。第一個動作會使用到最多能量，所以請設定較多的組數。

　　針對下半身脂肪囤積，導致大腿較粗的人，以下我會介紹有效的下半身運動菜單，透過小重量、增加次數的反覆動作來達到減脂效果。主要運動是輪流做負重蹲舉和機械式腿推，方法是一天先做負重蹲舉，隔天則是先做機械式腿推。四種運動各做4～7組，每做20下才算完成一組，組間休息時間為30～40秒。

　　做完菜單裡的四種運動後，請接著做有氧運動，燃燒重訓時累積的疲勞物質——乳酸。一般情況下，重訓之後的有氧運動時間最好能超過10分鐘，如果是在減肥，超過30分鐘的效果更好。

動作一或二（與「機械式腿推」擇一先做）

負重蹲舉 Squat 20下×5～7組

1 因為目的是減重而不是增加肌肉，所以做蹲舉的時候要用小重量做多次數的訓練。第一個動作會消耗最多能量，所以要做最多組數（先做機械式腿推的那一天也是一樣）。預備動作是雙腳站得比肩膀稍寬一些。

2 初學者請以空槓進行，不要負重，如果可以增加重量，兩邊請加1.25至5公斤。就算重量不重，也能充分燃燒卡路里，所以不要一開始就太貪心。重點是起來的時候就要立刻蹲下，不要停下來。

3 做蹲舉時，血液會往下流到下半身，流到頭部的氧氣減少，所以可能會覺得頭痛或暈眩。組間休息時請輕輕踢一下腿，讓堵住的血液循環。

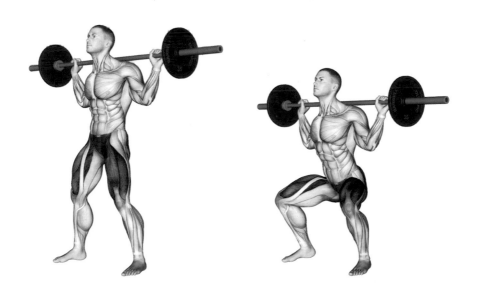

動作一或二（與「負重蹲舉」擇一先做）

機械式腿推 Leg Press 20下×3～5組

1 第一組請選擇能做20下的重量。張開時腳不要維持一直線，最好能稍微往外開，呈現外八字。

2 伸出大腿時，要用腳後跟的力量快速推出去，彎曲大腿時則要慢慢彎曲收回，儘可能增加大腿能移動的範圍。

3 伸出大腿時吐氣、彎曲大腿時吸氣。如果想燃燒脂肪就需要氧氣，所以運動時不要憋氣，一定要記得這個呼吸的節奏。如果做完20下之後還有餘力，請稍微增加重量。

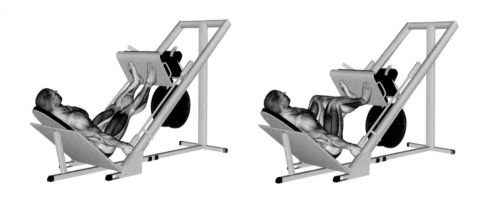

動作三

腿部屈伸 Leg Extension 20下×4~5組

1 如果已經透過負重蹲舉和機械式腿推燃燒下半身全部的脂肪，就可以透過坐姿腿部屈伸機刺激大腿前側的肌肉。請設定能做20下的重量。

2 坐著時，骨盆請往下壓，由腳踝提起滾輪。這時如果腳尖直立，托著滾輪，就只會刺激到膝蓋上側，可能會練出大象腿。想要刺激整個大腿，請讓腳尖稍微平放。

3 抬起大腿時，請試著用整條大腿——從骨盆到膝蓋——確實出力，感受強烈的刺激。抬起大腿時，請吐氣並快速抬起；放下大腿時，請吸氣並慢慢放下。

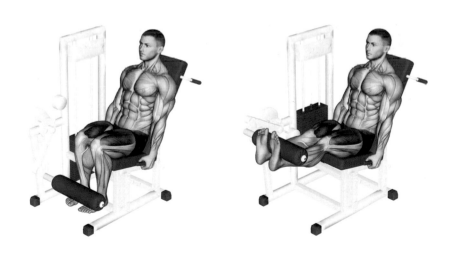

動作四

臥姿腿彎舉 Leg Curl 20下×4~5組

1 臥姿腿彎舉可以刺激大腿後側肌肉。趴臥時,請先將器材調整到腳踝能準確提起滾輪的位置,再設定能做20下的重量。

2 膝蓋彎曲時,感覺用腳後跟把滾輪拉上來。請一邊吐氣、一邊快速地往上抬。

3 伸直膝蓋時,請一邊吸氣、一邊慢慢地延伸大腿後側。如果膝蓋完全伸直,大腿下側和小腿就會負擔多餘的重量,所以放下時不需要讓膝蓋完全伸直。動作時,腹部要持續出力,以免肚子離開椅墊。

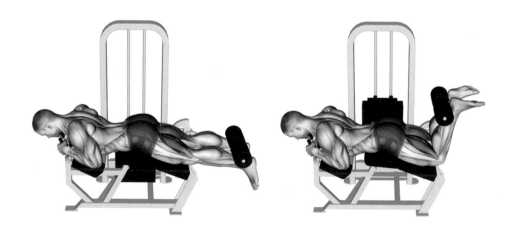

▶ **FITVELY 頻道**
手機掃描QRCODE,觀看詳細影片解說!

下半身快速瘦身這樣練!下半身肥胖必看

YouTube電腦版CC字幕功能:右下角【設定】→【字幕】→【自動翻譯】→【中文(繁體)】

完全征服下半身的
經典運動──蹲舉

蹲舉的種類有全蹲（full squat）、深蹲（deep squat）和寬距深蹲（wide squat），請配合個人的運動目的選擇。雖然蹲舉不會讓下半身變壯，但如果還是會擔心，建議不要用大重量，而是用小重量進行高次數的訓練。

　　蹲舉是使用大肌群的運動之一。進行下半身運動時，會刺激許多生長激素，所以不只是下半身，也有助於上半身的肌肉發達。下半身運動會消耗許多能量，具有非常好的減肥效果。只要一周做兩次蹲舉訓練，就能充分刺激到下半身的肌群。

　　蹲舉會使用髖關節、膝關節、踝關節等多重關節，所以要小心，以免關節受傷。姿勢不正確時就會造成關節負重，而關節一旦受傷就很難恢復。相較於追求大重量，更建議以正確的姿勢加大活動範圍。

全蹲 Full Squat　20下 × 5組

　　全蹲是在正常狀態下一個人所能蹲到的最低點，在脊柱保持中立時下蹲的最深角度。預備動作是雙腳站得比肩膀更寬一些，腳尖和膝蓋稍微朝外呈外八字。雙腳的間距如果太窄，就很難維持平衡。請將上半身挺直，挺胸、腹部出力，如果上半身彎曲或駝背，腰部和膝蓋就可能會因負重而受傷。

　　想要從上到下均衡地鍛鍊大腿，就要確實蹲低，讓大腿後側與小腿後側接觸之後再站起來才會有效。做全蹲時的重點是使用髖關節，如果蹲得夠低，感覺髖關節往後拉，重心就會放在後面而延伸臀部。站起來的時候，臀部也能使出更大的力量。所以在蹲舉前一定要好好伸展髖關節，在髖關節充分放鬆的狀態下做蹲舉，活動範圍才會夠大。

　　以蹲舉的姿勢慢慢蹲3秒鐘後就要立刻站起來，不要停下來。蹲下去時要維持正確的姿勢延伸肌肉，站起來的時候則要快速收縮。負重蹲舉時建議使用伐式呼吸法（請見第95頁【伐式呼吸法】）。

深蹲 Deep Squat　20下 × 5組

　　做深蹲時，腳會比全蹲時站得更開，蹲下時大腿和地面呈水平，所以能強烈刺激大腿內收肌和臀部。請在核心出力、挺直上半身的狀態下，想像後方有一把椅子要往下坐，把髖關節往後推，延伸臀部肌肉。注意不可在彎腰的情況下做深蹲，否則大腿內收肌群和臀部就無法正確出力。

初學者請先徒手在較窄的活動範圍內練習。站立時，雙腳要站得比肩膀稍微寬一點，腳尖和膝蓋則要稍微往外開呈外八字。雙手十指緊握放在胸前，儘可能蹲低。這時如果將膝蓋往外打開撐住，就能確實伸展髖關節，刺激大腿內收肌群。感受到刺激後，請重複做五次稍微站起來再蹲下的動作。這樣的練習能減少膝蓋內夾的錯誤姿勢，也能正確刺激到髖關節、臀部的肌肉和內收肌。

寬距深蹲 Wide Squat 20下×5組

寬距深蹲能強化臀部上緣和兩側的臀中肌，有效雕塑出凹凸有致的臀部曲線。雙腳站立的間距請比肩膀更寬一點，腳尖稍微往外開。蹲下時腹部出力，挺胸並維持上半身挺直。蹲下去時，請把重心放在腳後跟，如果重心放在腳掌前端，就會變成在刺激小腿和大腿前側。站起來的時候，臀部請出力，感覺腳後跟推地、臀部往內夾緊。

做寬距深蹲時，最好能一直意識臀部的肌肉在用力。這麼一來，血液實際上就會集中在臀部，提升運動效果。做完寬距深蹲的隔天，如果大腿內側和臀部會痠痛，就表示運動方式正確。

消除下半身浮腫的
筋膜放鬆伸展

筋膜是指包覆在肌肉的膜。如果運動過度或運動前的暖身不足導致筋膜沾黏，就會降低血液循環和淋巴循環的機能，筋膜也會萎縮變硬。適度的伸展能讓沾黏的筋膜延伸，使其變得柔軟。

通常小腿和大腿變得圓滾滾的原因是浮腫。如果透過筋膜放鬆的伸展動作舒緩小腿和大腿，促進血液循環，在消腫方面就會有很大的幫助，伸展和按摩多少也有瘦身的效果，但光憑伸展很難減重或讓腿變細。因為如果想要減大腿肉，就要消耗熱量來燃燒脂肪才行。不過，如果持續伸展，就能刺激血液和淋巴循環，讓脂肪代謝順暢，也會因為消除腿部水腫而讓大腿看起來比較細。

為什麼腿會浮腫呢？我們身上的血液會因重力而從上往下流。心臟跳動能讓血液往上流，但如果心臟功能太弱或是沒有運動，血液循環就會不

順，造成下半身浮腫。這種時候若進行筋膜放鬆，就能減緩浮腫，出現讓腿看起來變細的效果。

▶▶ 放鬆小腿筋膜

　　如果穿著鞋跟太高的鞋子，或是鞋子裡有鞋墊，就會經常用到小腿的腓腸肌（大約是小腿肚的位置），小腿肌的活動越頻繁，肌肉越會結塊、變硬。小腿肌分為內側和外側，如果穿鞋跟太高的鞋子，就會造成外側肌肉的負擔，因為走路時會帶給第5根腳趾（小指）壓力。這麼一來，就無法避免小腿浮腫和肌肉結塊。

❶ 徒手伸展

　　以坐在地上的狀態伸直左腳，並讓右腳腳板緊密貼在左腳大腿內側。儘可能把左腳腳尖拉向身體。這時請壓住膝蓋，不要讓膝蓋離開地板，以這個姿勢維持3秒鐘後再放鬆腳尖，另一邊也執行同樣的動作。只要左右各做20下、總共做四組，就可以改善小腿的浮腫。

❷ 滾筒伸展

　　請將雙腿伸直放在滾筒上，並在這個狀態下把右腳放在左腳上。手放在地板上支撐起身體，然後讓滾筒前後滾動。伸展時，請將滾筒停留在最痛的部位（最多肌肉集結的部位）並抬起上半身。這個動作能拉長大腿後側和小腿的腓腸肌，因為用滾筒施加壓力，所以能按摩到深層的肌肉。如果沒有滾筒，也可以用網球之類的物品代替。

≫ 放鬆大腿筋膜

大腿肌肉的股四頭肌分布在四個部位，做筋膜放鬆時，最好能分成大腿正面、大腿內側和大腿外側等部位按摩，這樣才能消除水腫，塑造漂亮的大腿曲線。

做大腿筋膜放鬆時，如果可以搭配使用滾筒和筋膜槍，效果會更好。請先以滾筒放鬆，再使用筋膜槍。這裡我要再強調一次，運動前應該做的是「暖身」而非「伸展」，如果在運動前伸展，就會放鬆緊繃的肌肉，增加受傷的風險，所以要在運動前「暖身」，在運動結束後「伸展」。

❶ 滾輪伸展

起始動作是以全棒式的姿勢趴著，把滾筒放在大腿正面，身體在滾筒上前後滾動。滾動時，如果有疼痛的部位，就要停下來用力壓，一邊吐氣、一邊放鬆。

持續維持趴姿，並將其中一隻腳的腳尖轉向身體外側，把滾筒放在大腿內側。大腿的方向與滾筒呈垂直，將滾筒從髖關節到膝蓋上方做按壓。由於大腿內側的肌肉比較不常使用，所以按壓時會比大腿正面更痛。**如果在使用滾筒的過程中，有某個部位感到特別疼痛，就要停下來在該部位停留幾秒鐘，一邊吐氣、一邊放鬆。**

再將腳尖轉向身體內側，把滾筒放在大腿外側做按壓。跟前面兩個部位相同，使用滾筒的過程中，如果有某個部位感到特別疼痛，也要停下來在該部位停留幾秒鐘，一邊吐氣、一邊放鬆。

❷ 使用筋膜槍

　　筋膜槍可以深入刺激小面積的肌肉組織。預備姿勢是彎曲膝蓋蹲下，延伸大腿肌肉。將筋膜槍沿著大腿外側中線，從大腿的根部往膝蓋的方向捶打，並以同樣的方式依序按摩大腿正面和內側。使用筋膜槍時要保持放鬆狀態，一開始先使用最低檔位捶打，順著肌肉的走向來按摩，切記施力不要過重，保持和緩的移動速度，並不是強度越高就越有效。筋膜槍建議使用在大肌群，請勿使用在關節處，否則會造成身體受傷。

台灣廣廈 國際出版集團
Taiwan Mansion International Group

國家圖書館出版品預行編目（CIP）資料

高效健身解剖書：熱銷3萬本！史上最完整！你最想知道的「體重
管理飲食法則」與「肌肉成長運動戰略」／文碩氣著；葛瑞絲翻譯.
-- 初版. -- 新北市：瑞麗美人國際媒體，2022.07
　　面；　公分
　ISBN 978-626-95117-4-7（平裝）
　1.CST: 健身運動 2.CST: 運動訓練 3.CST: 健康飲食

411.711　　　　　　　　　　　　　　　111006575

💙 瑞麗美人

高效健身解剖書
熱銷3萬本！史上最完整！你最想知道的「體重管理飲食法則」與「肌肉成長運動戰略」

作　　者／文碩氣（FITVELY）	編輯中心編輯長／張秀環・執行編輯／周宜珊
翻　　譯／葛瑞絲	封面設計／何偉凱・內頁排版／菩薩蠻數位文化有限公司
	製版・印刷・裝訂／東豪・弼聖・明和

行企研發中心總監／陳冠蒨　　　　　線上學習中心總監／陳冠蒨
媒體公關組／陳柔彣　　　　　　　　產品企製組／黃雅鈴
綜合業務組／何欣穎

發　行　人／江媛珍
法 律 顧 問／第一國際法律事務所 余淑杏律師・北辰著作權事務所 蕭雄淋律師
出　　版／瑞麗美人國際媒體
發　　行／蘋果屋出版社有限公司
　　　　　地址：新北市235中和區中山路二段359巷7號2樓
　　　　　電話：（886）2-2225-5777・傳真：（886）2-2225-8052

代理印務・全球總經銷／知遠文化事業有限公司
　　　　　地址：新北市222深坑區北深路三段155巷25號5樓
　　　　　電話：（886）2-2664-8800・傳真：（886）2-2664-8801
郵 政 劃 撥／劃撥帳號：18836722
　　　　　劃撥戶名：知遠文化事業有限公司（※單次購書金額未達1000元，請另付70元郵資。）

■出版日期：2022年07月
ISBN：978-626-95117-4-7　　　　　版權所有，未經同意不得重製、轉載、翻印。